Annie Carmichael 514.867.5070

Le petit guide grossesse sans risque

Conception de la couverture : Bruno Paradis
Mise en pages : Maryse Bédard
Correction d'épreuves : Françoise Major-Cardinal
Photo de la couverture : Shutterstock

Imprimé au Canada

ISBN : 978-2-89642-454-2

Dépôt légal – Bibliothèque et Archives nationales du Québec, 2011

Les éditions Caractère remercient le gouvernement du Québec – Programme de crédit d'impôt pour l'édition de livres – Gestion SODEC

Les Éditions Caractère reconnaissent l'aide financière du gouvernement du Canada par l'entremise du Fonds du livre du Canada pour nos activités d'édition.

Visitez le site des Éditions Caractère
editionscaractere.com

Catherine Dupin
Alix Leduc

Le petit guide grossesse sans risque

CARACTÈRE

Mise en garde

Ce guide pratique vous aidera à faire les bons choix pendant votre grossesse (alimentation, sport, transport...). Mais il ne remplace en aucun cas les conseils de votre médecin. Si celui-ci vous donne des conseils contraires aux informations fournies dans cet ouvrage de référence, ils devront être respectés, car ils se basent sur vos caractéristiques, uniques.

Sommaire

Préface d'Hélène Kosmadakis

Ma longue expérience de sage-femme en consultation prénatale m'a confrontée chaque jour à vos questions, à vos angoisses, à votre désir de bien faire et, parfois, à vos doutes face à certains interdits qu'il vous est difficile d'accepter. Quand on vous explique clairement pourquoi tel aliment ou telle pratique que vous adorez peuvent être nuisibles à votre grossesse ou au développement de votre bébé, tout s'éclaire, et les contraintes sont tout bonnement vécues comme une sagesse élémentaire. Il n'est pas ici question de vous culpabiliser ; chacune s'adapte à sa façon à la grossesse. Seuls quelques interdits sont impératifs, dictés par la prévention de certaines maladies (toxoplasmose si vous n'êtes pas immunisée, listériose...), ou par les méfaits de l'alcool et du tabac.

C'est vrai, nos grands-mères et nos mères ne prenaient pas autant de précautions pendant leurs grossesses. Depuis, les rapides progrès de la médecine ont permis de prévenir certaines maladies touchant le fœtus, de diminuer la prématurité et de nombreuses complications de la grossesse et de l'accouchement. Tout cela en prenant de simples précautions auxquelles vous allez vite vous adapter avec l'aide de ce guide.

Au cours des mois qui viennent, votre bébé va entrer doucement dans votre vie quotidienne et vous faire mieux accepter les conseils des professionnels, car vous êtes très responsable, donc motivée !

Ce *Petit guide de la grossesse sans risque* vous aidera avec clarté et humour à mieux vous y retrouver, à mieux comprendre pourquoi tel aliment ou telle pratique sont à éviter. Un doute sur les crevettes sauce cocktail qui vous tentent au restaurant ? Une interrogation à propos de cette crème de jour anti-âge ? Un coup d'œil sur votre précieux guide en poche, et vous voilà rassurée ! Tous les domaines y sont abordés. Chaque fois, des solutions très astucieuses vous sont proposées pour limiter ou remplacer « l'interdit ».

Enfin, des encadrés, des tableaux, des conseils riches de bon sens et des recettes inventives vous installeront dans un mode de vie non frustrant que vous poursuivrez peut-être après la naissance de votre petite merveille.

La belle aventure qui s'annonce, vous allez peut-être la partager en famille, avec amour, humour et sagesse, malgré les précautions à prendre dès maintenant.

Hélène Kosmadakis
Sage-femme, auteur de *Mon agenda grossesse*,
Leduc.s Éditions

Préface de la D^{re} Martine André

La grossesse – événement normal dans la vie d'une femme – ne doit pas être considérée comme une situation pathologique. Il ne s'agit pas pour autant de faire encourir des risques à votre futur bébé, le plus souvent par méconnaissance. En effet, les progrès médicaux et environnementaux ainsi qu'une meilleure connaissance du rôle de l'alimentation chez les femmes enceintes permettent à celles-ci de mieux mener au mieux leur grossesse, l'objectif étant d'éviter la survenue de maladies, de carences nutritionnelles ou de diverses circonstances pouvant mettre en danger le fœtus durant ses neuf mois de vie intra-utérine.

Ce guide pour une grossesse sans risque rassemble de façon claire et pratique les principales informations et conseils à connaître si vous êtes enceinte. Il vous permettra d'appréhender plus sereinement le déroulement de votre grossesse, de limiter au maximum les éventuels risques encourus par le fœtus et de favoriser la venue d'un bébé en bonne santé.

Dre Martine André,
Journaliste santé spécialisée en nutrition

Introduction

COMMENT BIEN MANGER ? Quelles sont les habitudes alimentaires à changer ? Les aliments à proscrire ? Ceux à privilégier ? Mais aussi, vais-je pouvoir continuer le stretching ? Et ma crème antirides ? Dois-je mettre de côté mon élixir anti-ménapause ? Ce produit pour le sol est-il nocif s'il n'est pas bio ? Et mon chat, j'en fais quoi ? Et sous la couette, doit-on tirer un trait sur les galipettes ?... Ce ne sont que quelques-unes des mille et une questions qui vont venir troubler votre sérénité (et parfois, il faut bien l'admettre, polluer votre grossesse). D'autant plus que tout un chacun, dans votre entourage, saura vous conseiller… et vous apporter des réponses qui se contrediront les unes les autres !

Neuf mois… Dans neuf petits mois, vous allez endosser le plus beau des rôles, celui de maman. Déjà, vous vous sentez responsable de ce petit être que vous portez. Car vous avez conscience qu'à partir d'aujourd'hui, vous n'êtes plus seule : d'une certaine façon, il y a deux cœurs qui battent en vous…

Alors, vous avez envie de bien faire. En tout cas, d'éviter les erreurs, les faux pas. Vous voulez mener une grossesse saine et épanouie pour vous et votre enfant, dont vous souhaitez préparer l'arrivée au monde avec tout votre amour.

Avec ce livre en poche, vous pourrez tout simplement choisir de ne plus subir ces interrogations, en adoptant les bons réflexes, dès le premier mois de grossesse ; en apprenant à vous protéger de vos ennemis temporaires, à connaître vos alliés et à apprivoiser vos nouveaux « amis ».

Il ne s'agit pas de changer radicalement de mode de vie, mais de réviser ses classiques alimentaires et de s'adapter aux besoins du bébé. Suivez le guide et, très vite, vous pourrez vivre votre grossesse en toute sérénité.

☺ Autorisé, à privilégier
😐 À limiter
☹ À supprimer (ou à éviter autant que possible)

Première partie

Ennemis et faux amis de la grossesse : qui sont-ils et par quoi les remplacer ?

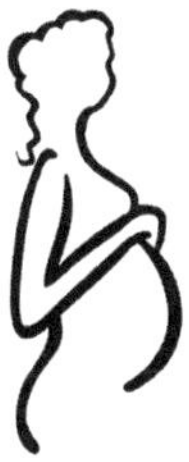

1

Mon frigo, mes armoires

RILLETTES OR NOT RILLETTES? Ai-je droit, oui ou non, au parmesan? C'est grave, si j'opte pour un sauté (resto chinois...!)? Et si je craque pour une crêpe flambée, Bébé et moi, on risque quoi?

Pendant la grossesse, on se trouve confrontées à de toutes nouvelles interrogations qui conduisent, parfois, à la panique! Quand le menu, au restaurant, devient un véritable casse-tête chinois, que les rayons du supermarché regorgent d'énigmes en tout genre, qu'un souper chez des amis relève du défi, on finit souvent par capituler en optant pour deux solutions extrêmes.

La première consiste à se dire téméraire: «je suis au-dessus de toutes ces règles, moi!». Mais, très vite, le camembert laisse un goût amer, puisqu'on préfère la gourmandise à la santé du bébé. Et on digère mal car, déjà, on se juge mauvaise mère...

La seconde adopte un modèle de sagesse et se résume à « abstinence, risque zéro ». Mais si on exhibe fièrement sa prudence, on reste vaguement frustrée et, bien souvent, sur sa faim !

De B comme boissons à V comme viande, découvrez (ou révisez) dans ce chapitre les aliments bons sous tous les rapports et ceux dont il faut vous méfier. Et pour vous simplifier la vie, la deuxième partie de cet ouvrage vous livre la liste explicite des produits autorisés et de ceux à éviter !

Prise de poids : le minimum syndical

Idéalement, la future maman prendrait 20 lb pendant sa grossesse, le minimum indispensable à sa santé et à celle de son petit locataire. Or, un bébé qui affiche 8 lb à la naissance est considéré comme un « beau bébé » : de quoi sont donc faits les 12 lb restants ?
- 1 lb pour le placenta
- 2 à 3,5 lb pour le liquide amniotique
- 3,5 lb pour l'utérus
- 2 à 3,5 lb pour votre volume sanguin
- 2 lb pour vos seins

Toutes les livres en trop sont superflues : trois d'entre elles disparaîtront sans trop de difficulté, les autres demanderont plus d'efforts.

Les boissons

On vous le dit, on vous le répète : une femme enceinte doit boire sans modération ! La quantité quotidienne de base est de 1,5 litre au minimum : elle vous assure une bonne hydratation et lutte mine de rien contre les infections urinaires favorisées par la grossesse. La star de cet équilibre reste évidemment l'eau.

L'alcool

☹ À supprimer

Aucune négociation possible : lorsqu'on attend un enfant, l'alcool, c'est tolérance zéro ! Vin, bière, cidre... pas d'exception. Et même si vous êtes du genre à « bien tenir l'alcool », n'oubliez pas que vous n'êtes pas seule, dans cette aventure : ce qui représente « juste un petit verre » pour vous traversera le placenta et passera directement dans le sang du bébé qui, lui, n'a pas un foie prêt à métaboliser l'alcool, ce qui l'expose bien plus longtemps à ses effets négatifs.

« Le mois dernier, j'ai bu plus que de raison lors d'une fête, j'ignorais que j'étais enceinte (d'une semaine). Nous sommes très heureux de cette nouvelle, mais nous tremblons à l'idée que mon excès ait pu nuire à notre enfant... »

Durant les deux à trois semaines qui suivent la fécondation, les cellules de l'embryon sont normalement assez « fortes » pour se protéger des attaques extérieures ; c'est à partir de la quatrième et de la cinquième semaine que l'embryon devient particulièrement sensible aux facteurs capables d'altérer son développement. Vous n'avez donc *a priori* rien à craindre, puisque vous étiez dans la première semaine suivant la fécondation. Mais ce n'est pas une raison pour arroser la bonne nouvelle…

« Est-ce que je peux boire une coupette de champagne pour mon anniversaire ? »

Il y a deux décennies, vous n'auriez même pas posé la question, tant la règle était floue, voire permissive ; aujourd'hui, les recherches mettent en évidence les conséquences désastreuses de la prise d'alcool sur l'enfant à naître. Aucune étude n'ayant établi quelle quantité d'alcool ne présentait pas de risque pour le bébé, la réponse est : « non, pas de coupette, ni même de dé à coudre de champagne ! ».

☺ Remplacer par

Des cocktails de jus de fruits, des cocktails de jus de légumes… ou du jus de pomme pétillant, si pour vous, une fête n'est pas digne de ce nom sans bulles.

Les mêmes précautions valent pendant l'allaitement.

Le café

À limiter (deux tasses maximum par jour)

Le café contient de la caféine, qui donne le coup de fouet tant recherché. Mais un excès de caféine accélère le rythme cardiaque et peut favoriser les contractions de l'utérus. Par ailleurs, les propriétés diurétiques du café favorisent notamment l'élimination du fer, si indispensable pendant la grossesse. Par prudence, limitez-vous à deux tasses par jour dans la première moitié de la grossesse et arrêtez (ou passez à une tasse) dès le 5e mois.

☺ Remplacer par

Du décaféiné. Un café soluble instantané (de bonne qualité), moins « caféiné » que le « vrai » café, mais toujours modérément. Un café blanc (voir la recette à la page suivante).

Les mêmes précautions valent pendant l'allaitement.

CAFÉ BLANC

Ingrédients: 2 cuillères à soupe d'eau de fleur d'oranger, 1 cuillère à soupe de miel

Versez 250 ml d'eau frémissante dans une tasse, ajoutez l'eau de fleur d'oranger et le miel. Remuez et buvez bien chaud.

« Je dois faire l'impasse sur mon petit café du matin ? »

Non, mais pour vous éviter d'en reprendre un « petit deuxième » dans la foulée, sachez que la caféine n'est pas « filtrée » par le placenta, elle passe dans le sang du fœtus, et elle comporte un risque de fausse couche… Si vous êtes accro au café, mais que vous avez décidé d'arrêter pour le bien-être de Bébé, faites-le progressivement de préférence : vous éviterez les maux de tête, somnolence et fringale dus au sevrage.

« Il y a d'autres boissons qui contiennent de la caféine ? »

Oui, on trouve de la caféine dans les boissons à base de cola et de guarana (boisson énergétique), dans le thé et le chocolat au lait.

Le chocolat

À limiter

Si vous êtes habituellement sujette à la migraine, méfiez-vous de la tyramine présente dans le chocolat; elle serait un facteur déclencheur. Quant au petit chocolat chaud avant de se coucher, il ne vous aidera pas à dormir, la faute aux substances toniques du cacao (la caféine et la théobromine) qui stimulent l'éveil.

☺ Remplacer par

Une bonne tasse de lait chaud (pasteurisé) avec un peu de miel (brossage des dents obligatoire), ou cette tisane « Morphée » : mettez 1 cuillère à thé de plante(s) – tilleul, aubépine, camomille, mélisse, une seule ou mélangées à parts égales – dans une tasse, versez de l'eau frémissante, laissez infuser 10 minutes, filtrez. Buvez ½ heure avant de vous glisser sous la couette.

L'eau

Le temps où l'on exhortait la future maman à « manger pour deux » est révolu, mais le conseil reste vrai en ce qui concerne l'hydratation. L'eau est à la fois la gardienne des échanges entre votre organisme et celui du bébé à venir, et votre passeport pour un bon transit et des reins au mieux de leur activité. Avant, pendant, après les repas, gorgez-vous d'eau ! Le minimum conseillé étant de 1,5 litre par jour, autant dire un verre toutes les heures, n'hésitez pas à changer de marque, tout en veillant à ce qu'elle soit équilibrée en minéraux (résidu sec inférieur à 500 mg/l) et pas trop chargée en nitrates (idéalement, sans nitrate du tout). Vous n'aimez que l'eau pétillante ? Vous y puiserez les éléments nécessaires, mais devrez composer avec l'aérophagie qu'elle provoque ; vérifiez quand même sa teneur en sel. Vous n'aimez pas l'eau ? Jetez quelques feuilles de menthe bien rincées dans votre eau, un zeste de citron bio, une goutte d'eau de fleur d'oranger ou encore une rondelle d'anis étoilé, cela lui apportera un petit goût frais ou acidulé pour zéro calorie !

SITUATIONS D'URGENCE : ACCÉLÉREZ LA CADENCE !

– Quand il faut chaud (période de canicule, voyage dans des pays chauds).
– Si votre domicile est chauffé par le sol.
– Si vous avez de la fièvre.
– En cas de gastro-entérite.

À limiter

- ***L'eau du robinet est à éviter, ou pas, selon la région où vous habitez :*** son goût et sa qualité varient en effet d'une région à l'autre (renseignez-vous auprès de votre mairie ou sur www.mddep.gouv.qc.ca/eau/potable/index.htm). Si la vôtre est au-dessus de tout soupçon, laissez-la couler jusqu'à ce qu'elle soit fraîche, cela vous évitera de boire une eau qui a séjourné dans les tuyaux. Et si vous la stockez dans une carafe pour l'avoir toujours à portée de bouche, renouvelez-la toutes les 24 heures maximum.

- ***Les eaux pétillantes :*** à limiter, pour une question de confort ; elles favorisent l'aérophagie. Durant les trois premiers mois de la grossesse, leur pouvoir digestif peut aider à combattre les nausées (San Pelligrino, Eska, Perrier…).
- ***Les eaux aromatisées :*** à limiter (idéalement, à supprimer), car souvent trop sucrées. Lisez attentivement les étiquettes.
- ***Les eaux salées :*** à supprimer si vous avez une tendance à la rétention d'eau (Vichy, Saint-Justin…).

☺ *Remplacer par*

✓ Évian, Naya, Eska…
✓ Une eau de source aromatisée du jus de ½ citron.

Les jus de fruits

La chasse aux étiquettes est ouverte : les jus de fruits du commerce affichent parfois une teneur en jus pur infinitésimale pour une dose de sucre maximale. Vous jetterez plutôt votre dévolu sur les « 100 % pur jus sans sucre ajouté », et au rayon frais, de préférence, sachant que ces boissons restent tout de même très sucrées.

À limiter en cas de brûlures d'estomac

Les jus d'agrumes (orange, pamplemousse, citron…), et de canneberges.

Remplacer par

- ✓ Les jus de fruits maison, qu'on boit aussitôt pressés pour ne pas laisser échapper la vitamine C, et qui sont bien moins sucrés que les jus du commerce.
- ✓ Mais aussi des smoothies*, ces espèces de milk-shakes sans lait où tous les fruits (et légumes) donnent le meilleur de leur jus sous la pression du mélangeur.

BIENFAIT VITE FAIT : LE SMOOTHIE SURVITAMINÉ

Ingrédients : 3 clémentines, 1 kiwi, le jus de ½ citron
Pressez le citron et les clémentines. Pelez le kiwi.
Mettez tous les ingrédients dans le mélangeur et mixez jusqu'à obtention d'une consistance mousseuse.

Le lait

(Voir « Les produits laitiers »)

* Vous trouverez 100 recettes de smoothies dans le livre *Smoothies minceur*, Leduc.s Éditions.

Les sirops

À limiter

Une dose de sirop de fruit diluée dans 7 fois son volume d'eau est moins calorique qu'un verre de boisson aux fruits. Mais, on le sait, ce sont surtout les colorants, agents de conservation et autres additifs (pour colorer, gélifier…) dont il faut se méfier, puisqu'ils franchissent la barrière placentaire.

Remplacer par les sirops maison

Sirop de menthe

Ingrédients : 1 bouquet de menthe fraîche, 500 g de sucre

Rincez et effeuillez la menthe. Versez 500 ml d'eau frémissante, couvrez et laissez infuser toute une nuit. Filtrez et versez l'infusion dans une casserole. Ajoutez le sucre. Portez à ébullition et laissez réduire à petits bouillons pendant 30 minutes. Mettez dans une bouteille hermétique après refroidissement complet.

Sirop de citron

Ingrédients : 6 citrons bien mûrs, 750 g de sucre.

Dans une casserole, portez à ébullition 500 ml d'eau avec le sucre et laissez réduire à petits bouillons pendant 30 minutes. Incorporez le jus des citrons et poursuivez la cuisson pendant 15 minutes. Laissez refroidir et mettez dans une bouteille hermétique.

Les boissons gazeuses

À limiter

Pour une future maman regardante sur les kilos superflus, les boissons gazeuses ont tout faux, car elles sont généralement gorgées de sucre. Quant aux bulles, aucun désagrément pour Bébé, mais ballonnements et autres éructations sont à prévoir pour vous...

Les Coca-Cola et Pepsi, eux, ont deux gros défauts : ils contiennent de la caféine (voir Le café) et battent des records en sucre (on trouve l'équivalent de trente morceaux de sucre dans une bouteille de 1,5 litre). Les excitants ne sont pas bons pour vous ; quant au sucre, vous vous passerez volontiers de prendre trop de poids. Les versions diètes ? Même combat : le sucre est ici remplacé par du synthétique (voir Les sucres allégés).

Les boissons gazeuses peuvent toutefois être salutaires en début de grossesse (et jusqu'au 3e mois, en général), si vous êtes sujette aux nausées : battez-les énergiquement pour les débarrasser de leurs bulles et buvez à petites gorgées, bien fraîches. En revanche, elles ne feront qu'envenimer les remontées acides qui peuvent se manifester en fin de grossesse, à cause de leur caféine. Pas convaincue qu'il est préférable de faire une pause boissons gazeuses de neuf petits mois ? Pensez aux ballonnements qu'elles peuvent provoquer...

☺ Remplacer par

Les jus de fruits frais, les smoothies (sucrés, mais également délicieux avec des légumes), les tisanes (camomille, tilleul, verveine…).

Les mêmes précautions valent pendant l'allaitement.

Le thé

À limiter (trois tasses par jour maximum)

Le thé, tout comme le café, est un excitant (voir Le café) qui peut avoir des répercussions sur le confort de votre bébé, et même sur sa santé, car un excès de thé freine l'absorption du fer par l'organisme. Vous le dégusterez donc de préférence en dehors des repas, et plus léger qu'habituellement, pour préserver votre sommeil. Un thé léger ne veut pas dire qu'on trempe le sachet (ou la boule) 10 secondes et qu'on le retire aussitôt : laissez infuser 1 minute et demie (le temps qu'il faut pour que la théine se libère), jetez votre thé dans l'évier et faites de nouveau infuser 5 minutes.

☺ Remplacer par

Les tisanes, les bouillons. Et le thé déthéiné, si vous ne pouvez vraiment pas vous séparer de votre tasse.

Les mêmes précautions valent pendant l'allaitement.

Les tisanes

Les tisanes « lambda » (drainantes) vendues dans le commerce sont bonnes pour vous (verveine, tilleul, camomille, marjolaine…) ; en revanche, vous laisserez de côté celles aux vertus « minceur ».

☹ À supprimer

Les tisanes anticellulite (queues de cerises, feuilles de bouleau…) ; brûle-graisses (fucus, artichaut…) ; antiballonnements (sauge, cumin…) et autres coupe-faim (mélisse, maté…). Ainsi que cette liste de plantes jugées dangereuses pendant la grossesse : Absinthe, Achillée Millefeuille, Actée à grappes bleues, Actée à grappes noires, Alchémille, Aloès noire, Angélique, Armoise, Aunée, Belle angélique, Bourdaine, Buchu, Busserole, Carotte sauvage (graine), Cascara sagrada, Chaparal, Consoude, Dong quai, Eleuthéro, Épine vinette, Eucalyptus, Fausse-licorne, Genévrier, Ginseng, Grande camomille, Griffe du diable, Gui Hydraste, Lobélie, Marrube, Maté, Menthe pouliot, Patience, Pau d'arco, Phytolaque, Prêle, Raison des montagnes, Réglisse, Rhubarbe chinoise, Rue,

Sabal, Salsepareille, Sassafras, Sauge, Savoyane, Séné, Tanaisie, Thuja, Tussilage, Verveine officinale, Vitex. Les mêmes précautions valent pendant l'allaitement.

ALLÔ MAMAN, BOBOS : LES PLANTES À LA RESCOUSSE*

Constipation : chicorée, romarin
Dans un bocal, mélangez 1/3 de chicorée pour 2/3 de romarin, plongez-les dans 250 ml d'eau froide que vous portez à ébullition. Faites bouillir 5 minutes, retirez du feu, laissez infuser 5 minutes, puis filtrez. Versez 1 goutte d'huile essentielle de gingembre dans 1 cuillère à thé de miel, plongez la cuillère dans votre tisane : buvez 1 ou 2 tasses par jour.

Cystite : busserole
2 cuillères à thé, même principe que ci-dessus : buvez 3 tasses/jour pendant 1 semaine ; sucrez avec du miel si vous le souhaitez.

Circulation (hémorroïdes) : **vigne rouge, menthe**
2/3 de vigne rouge pour 1/3 de menthe. Versez 2 cuillères à thé de ce mélange dans une tasse d'eau bouillante, laissez infuser 5 minutes : buvez 2 à 3 tasses par jour pendant 1 semaine.

Insomnie : aubépine, passiflore, fleurs d'oranger
1/3 d'aubépine, 1/3 de fleurs de la passion et 1/3 de fleurs d'oranger. Versez 2 cuillères à thé du mélange dans une tasse d'eau bouillante, laissez infuser 5 minutes, filtrez ; sucrez au miel de lavande : buvez 1 tasse après souper.

→

* Extrait de *Mes meilleures tisanes aromatiques*, Danièle Festy, Leduc.s Éditions.

Jambes lourdes et varices: hamamélis, vigne rouge
Moitié hamamélis, moitié vigne rouge. Versez 2 cuillères à thé de ce mélange dans une tasse d'eau bouillante, laissez infuser 5 minutes, filtrez. Versez 1 goutte d'huile essentielle de citron dans 1 cuillère à thé de miel, plongez la cuillère dans votre tisane: buvez 3 tasses par jour.

Mal au dos: verveine, reine-des-prés
Moitié verveine, moitié reine-des-prés. Versez 2 cuillères à thé de ce mélange dans une tasse d'eau bouillante, laissez infuser 5 minutes, filtrez: buvez 3 tasses par jour.

Nausées et vomissements: menthe, gingembre
1 cuillère à thé de menthe dans une tasse d'eau bouillante, laissez infuser 5 minutes, filtrez. Versez 1 goutte d'huile essentielle de gingembre dans 1 cuillère à thé de miel, plongez la cuillère dans votre tisane: buvez 2 à 3 tasses par jour. Pour faire changement: 1 cuillère à thé de racine de gingembre fraîche hachée menue, à la place des feuilles de menthe et sans ajouter l'huile essentielle de gingembre.

Les épices

À limiter

En règle générale, vous éviterez les plats trop épicés : vous n'êtes plus seule à bord et votre système digestif est plus « réceptif » qu'avant ; le poivre et les condiments à base de piment sont à éviter (période d'allaitement comprise). Attention, certaines épices aux propriétés bienfaitrices en temps normal peuvent se retourner contre vous : c'est le cas de la cannelle, qui a de belles vertus antibactériennes mais qui, à haute dose, favorise les contractions utérines (à dégainer les derniers jours de grossesse !).

« Adepte de la cuisine thaïlandaise, dois-je boycotter notre resto préféré jusqu'à l'arrivée de Bébé ? »

Plutôt que de vous punir, continuez de vous régaler, mais en choisissant parmi les plats les moins relevés. En résumé, soyez sage tout en restant gourmande…

Remplacer par

Des herbes aromatiques, comme le thym, la menthe verte, la ciboulette, qui parfumeront vos plats sans arrière-pensée. Certaines peuvent même vous épauler dans les moments délicats : l'anis vert et l'aneth, par exemple, ont la réputation de faciliter l'allaitement ; d'autres comme le cerfeuil et le persil plat sont des « stop-lait » naturels.

Les fruits et les légumes

Le soja

À limiter

En réaction aux études menées sur les animaux qui ont montré que la consommation de soja pouvait avoir des répercussions sur le système hormonal du bébé devenu adulte, L'Agence nationale de sécurité sanitaire alimentation, environnement, travail (Anses) a tranché : « Tu ne consommeras pas plus d'un aliment contenant du soja par jour pendant toute la durée de ta grossesse, mais aussi de l'allaitement. » Au menu quotidien, ce sera donc steak de soja OU « lait » de soja ; tofu OU dessert au soja, etc. (Voir encadré p. 43.) Les mêmes précautions valent pendant l'allaitement.

Tous les autres fruits et légumes

Autorisés et recommandés

Faites-vous plaisir ! Tous les fruits et légumes sont sources de vitamines et regorgent d'antioxydants pour les uns, de fibres pour d'autres, de fer, de calcium, de magnésium… bref, des nutriments indispensables à l'équilibre alimentaire de tout un chacun. Oui, mais vous n'êtes pas « tout un chacun » ; vous êtes une future maman qui veut vivre sa grossesse sans découvrir les «joies» de la toxoplasmose et de la listériose. La solution ? Gravez cette règle d'or dans vos carnets de note, dans votre mémoire, sur le carrelage de votre cuisine ; imprimez-la sur des tracts (pour que votre entourage aille dans le même sens), diffusez-la sur Facebook… mais surtout, appliquez-la !

Une règle d'or…

✓ Lavez et épluchez minutieusement les fruits et légumes avant de les cuisiner ou de les consommer crus (si possible, juste avant, pour conserver le maximum de vitamines). Être immunisée contre la toxoplasmose ne vous dispense pas de ce lavage intensif, la bactérie listeria est présente dans la terre… même bio.

… et des conseils de bon sens

✓ Sachant que chaque fruit, chaque légume apporte des éléments bénéfiques différents, plus vous varierez vos choix, mieux vos besoins seront comblés.
✓ Si vous êtes une adepte de la cuisson vapeur, vous vous méritez un point : mieux que d'autres modes de cuisson, elle conserve vitamines et minéraux.
✓ Attention au sucre : les fruits en contiennent naturellement, inutile de forcer la dose en ajoutant du sucre.
✓ Sujettes aux ballonnements, vous consommerez vos légumes et fruits cuits plutôt que crus (ou alors bien mûrs).

☺ À privilégier

Les fruits et légumes de saison : vous mettez toutes les chances de votre côté en les privilégiant, car ils sont au maximum de leur saveur et de leur maturité et n'ont pas fait une trop longue route pour arriver dans votre assiette. « Cueillis » dans un magasin bio, c'est encore mieux ; cela ne vous dispense pas de les éplucher, mais éloigne les méfaits potentiels des engrais et insecticides sur le bébé à venir. N'écartez pas les surgelés ni les conserves, qui recèlent davantage de vitamines qu'un légume frais stocké trois jours au réfrigérateur.

« Est-ce que les légumes secs (légumineuses : lentilles, pois chiches, haricots rouges...) sont équivalents aux légumes ? »

Non, les légumes secs sont considérés comme des féculents. 100 g de pommes de terre cuites = 100 g de pâtes de riz ou de semoule cuite = 100 g de légumes secs cuits.

Les matières grasses

Les beurres allégés

☹ À supprimer

Les « beurres » enrichis en phytostérols : ils sont certes adaptés à qui veut lutter contre son trop-plein de cholestérol, mais mettez-les entre parenthèses jusqu'à l'arrivée de Bébé et la fin de l'allaitement.

La margarine

Pas de contre-indication en ce qui concerne la margarine : essentiellement composée d'eau et de matières grasses végétales (huiles d'olive, de tournesol, de maïs, de colza, de palme…), elle contient la même quantité de graisse que le beurre (82 g pour 100 g), même si ce ne sont pas les mêmes acides gras. À la cuisson, elle résiste mieux que le beurre, à condition qu'elle ne soit pas allégée.

☹ À supprimer

Les margarines dites « diététiques » : certaines sont enrichies en phytostérols ou en phytostanols ; elles favorisent la baisse du mauvais cholestérol (LDL-cholestérol) sans toucher au bon (HDL-cholestérol). Le cholestérol étant nécessaire à la construction de votre bébé, et l'heure pour vous n'étant pas aux régimes de quelque sorte (sauf prescription de votre médecin), vous vous abstiendrez jusqu'après l'allaitement.

L'huile de lin

☹ À supprimer

Riche en oméga-3 (essentiels pour l'organisme), l'huile de lin est toutefois fortement déconseillée aux futures mamans. D'abord parce qu'une étude canadienne a montré que consommée dès le 3e mois de grossesse, elle amplifiait considérablement les risques de naissance prématurée (jusqu'à quatre fois) ; tous les médecins ne sont pas convaincus par cette étude, mais il est plus facile de se retrancher derrière l'adage « dans le doute, abstiens-toi » que de vérifier la véracité de ces recherches. D'autre part, c'est une huile très fragile, qui ne se conserve pas bien, même au frigo, et qui deviendrait toxique si elle était trop altérée.

☺ Remplacer par

Beurre, huiles de colza (vitamine E, oméga-3), d'olive (vitamines A, D, E, K), de sésame (vitamine E), de noix (oméga-3 et oméga-6)… Le mieux est de varier les genres, car tout comme les légumes, chaque huile a ses bienfaits, mais aucune n'est parfaite. Pour la cuisson : arachide, avocat, olive, tournesol. Les mêmes précautions valent pendant l'allaitement.

Les œufs

L'œuf cru

☹ *À supprimer*

Salmonellose, toxoplasmose, listériose… (voir p. 107, 111) L'œuf cru aurait toutes ces épées de Damoclès au-dessus de lui. Seule une cuisson soutenue serait à même d'avoir raison de ces bactéries. À bon entendeur… Exit le steak tartare et son assaisonnement au jaune d'œuf cru (n'ayez pas de regrets, la viande crue, ou pas suffisamment cuite, serait à l'origine de 30 à 63 % des toxoplasmoses durant la grossesse), exit les spaghettis carbonara, la mayonnaise, la béarnaise, la sauce cocktail et toute sauce à base d'œuf cru. Même punition au rayon douceurs : faites l'impasse sur le tiramisu, le lait de poule…

Les fruits de mer et les poissons

Les fruits de mer crus

☹ À supprimer

Adieu huîtres, moules, crevettes et homards ! Coquillages et crustacés resteront sur la plage, abandonnés... Leur fraîcheur, pas toujours maîtrisée, leur éventuelle teneur en métaux lourds et, plus dangereux encore, le risque d'hépatite A en font des parias pour la future maman.

Les poissons

☹ À supprimer

On vous recommande de manger du poisson 2 à 3 fois par semaine, mais pas n'importe lesquels ! Certains poissons de mer et de rivière sont suspectés de contenir des traces de mercure, néfastes pour le système neurologique de votre bébé : requin, espadon, marlin, siki, lamproie font partie de cette liste rouge. La plupart d'entre eux sont plutôt « exotiques », mais une future maman avertie en vaut deux... D'autres poissons prédateurs existent, comme le thon, le bar, le brochet ou l'anguille… et vous éviterez d'en consommer trop régulièrement. Évitez également les poissons fumés et salés à cause de leur teneur en sel.

☺ Remplacer par

Du saumon d'élevage, de la sole, du colin (goberge), de la morue, ainsi que des poissons en conserve, tels que les sardines, le maquereau, le thon…

☹ À supprimer aussi

Les poissons crus sous toutes leurs formes, la faute, encore, à cette menace de listériose : carpaccios, mi-cuits, ceviches (tartares de poissons crus marinés), sushis et sashimis de votre resto japonais préféré. Surimis et poissons fumés (le tarama est fait avec des œufs de morue fumés !) viennent allonger cette liste de poissons à proscrire… jusqu'à l'arrivée de Bébé.

☺ Remplacer par

Des poissons surgelés.

Surgelés mode d'emploi

Au magasin

Quelques petits réflexes sont de mise pour sélectionner les produits au-dessus de tout soupçon.

- Faites vos courses dans un magasin spécialisé ou à gros débits (supermarché).
- Privilégiez les armoires et/ou bacs fermés.
- Assurez-vous de la propreté des meubles de stockage : ne traquez pas seulement les traces d'aliments dans le fond ; s'il y a du givre, tout porte à croire que la température n'a pas été surveillée drastiquement.
- Vérifiez que le présentoir n'est pas trop rempli : le remplissage maximal est le plus souvent indiqué par une ligne rouge.
- Inspectez l'état de l'emballage du produit surgelé convoité : pas de givre, pas de coulure suspecte... le produit est hermétiquement emballé ? C'est tout bon.
- Si vous jetez votre dévolu sur des pommes de terre en cubes, des petits pois, des petits fruits, etc., secouez la boîte ou le sachet pour vous assurer que les aliments ne sont pas collés entre eux en une grosse masse, un signe probable qu'ils ont été décongelés et recongelés : à proscrire.
- Choisissez les produits affichant la date limite de consommation la plus lointaine possible.
- Faites vos achats de surgelés à la fin de vos courses, isolez-les dans un sac isotherme et filez rapidement à la maison pour les remiser au congélateur.

À la maison

- Rangez vos produits surgelés en toute priorité, puis réglez la température au plus froid pendant 2 heures.
- Pas de congélateur ? Attention, les surgelés ne se conservent que 3 jours dans le compartiment à glaçons et 24 heures dans le reste du réfrigérateur.

Les produits laitiers

Les fromages

☹ À supprimer

Ici encore, la listériose rôde, et pour ne pas tenter le diable, vous snoberez tous les fromages au lait cru non pasteurisés. Le petit chèvre frais ? Non merci ! Et ce camembert fermier à la croûte fleurie ? Non plus. Pas plus que les bries artisanaux, les bleus et les persillés. Supprimez aussi les fromages râpés industriels : ils contiennent des croûtes de fromage. Et pour éviter tout risque, débarrassez-vous systématiquement des croûtes de fromage, véritables viviers de bactéries.

☺ Remplacer par

Les fromages pasteurisés, ceux à pâtes cuites. Vous aurez l'embarras du choix, tant l'offre est large. Gouda, Leerdammer, Chaumes, cheddar, édam, fromage à tartiflette, maroilles, mimolette, Fol Épi, raclette, Saint-Albray, bûche de chèvre Soignon, cabécou, Cabretou, Petit Billy, Corsica, Etorki, feta, Lou Perac, Chamois d'or, époisses, mozzarella… impossible de les citer tous. Réflexe étiquette : certains des fromages précités existent aussi en version « crue », ouvrez l'œil.

Le lait

☹ À supprimer

Le lait cru devra passer son chemin. Si elle est présente dans le lait cru, la bactérie listeria y file des jours heureux ; seule la pasteurisation peut en venir à bout. Inutile de jouer avec le feu : boudez le lait fermenté, caillé, le babeurre, le petit-lait et le kéfir (celui à base de lait, pas à base de fruits). Vous vous réconcilierez après l'arrivée de Bébé !

Lait de soja : passe à ton voisin !

Rappelez-vous qu'il n'y a pas une goutte de lait dans ce que nous appelons, à tort, le lait de soja ! « Jus de soja » lui conviendrait mieux, car il est produit avec des graines de soja et de l'eau. Riche en protéines, pauvre en graisses saturées et exempt d'acide gras trans (le mauvais gras), il a trouvé sa place à la table du petit déjeuner chez de nombreuses personnes soucieuses de bichonner leur système cardio-vasculaire et celles qui sont allergiques au lait animal. Oui, mais le lait de soja nature est pauvre en calcium, s'il n'a pas été enrichi. Enfin, et c'est ce qui nous intéresse ici, les boissons au soja contiennent des phyto-œstrogènes (hormones végétales) qui pourraient avoir des conséquences néfastes pour le bébé. Défenseurs et détracteurs s'affrontent à coups d'études, sans qu'on puisse trancher.

☺ *Remplacer par*

Les laits pasteurisés, UHT (longue conservation) ou stérilisés. Le lait pasteurisé demi-écrémé apporte ses bienfaits santé sans être trop chargé en graisses. Pour celles qui n'aiment pas le lait : les « laits végétaux », comme le « lait » d'amande, de riz, d'avoine, de châtaigne, aident la future maman à diversifier ses boissons, mais elle n'en tirera pas les mêmes bienfaits en ce qui concerne le calcium, puisque ces boissons ne contiennent pas de lait d'origine animale.

Les yogourts

☹ *À supprimer*

> Les yogourts au lait cru (voir Le lait, p. 43) et aux édulcorants (voir Les sucres allégés, p. 48).

☺ *Remplacer par*

Les yogourts au lait de vache, de chèvre, de brebis… oui, mais pasteurisés !

« Est-ce qu'enceinte, je peux continuer à manger des yogourts faits maison ? »

Oui, vous devez juste être un peu plus regardante sur le choix du lait et le temps de conservation : utilisez du lait pasteurisé et un yogourt pasteurisé du commerce pour les ferments, et consommez vos yogourts perso dans les trois jours.

Le sel

Il n'est pas question de traquer le grain de trop, et encore moins d'infliger un régime sans sel à votre entourage ; vous vous priveriez en même temps des oligo-éléments bienfaisants. Sans avis contraire de votre médecin, vous pouvez continuer à saler vos aliments comme vous l'entendez. Mais rappelez-vous que le sel favorise la rétention d'eau, les œdèmes et l'hypertension… Plus vous aurez la main légère, moins vous vous exposerez à ces soucis.

À limiter

> Les plats cuisinés, les pizzas, les soupes… beaucoup de produits prêts à l'emploi sont exagérément salés.

À privilégier

Le sel marin non raffiné, pour ses sels minéraux.

Remplacer par

Les herbes fraîches (lavées méticuleusement), en apportant des saveurs colorées, peuvent permettre de limiter la quantité de sel : le basilic, le persil, l'estragon, etc.

Le sucre

À limiter

Biscuits, pâtisseries, barres chocolatées, crème fouettée… remisez toutes ces douceurs au placard: bien rangées sur l'étagère du haut, pour ne pas être tentée. Elles vous éviteront de lourdes déconvenues une fois montée sur la balance… Vous trouverez tous les glucides nécessaires à la construction de Bébé dans les sucres lents (céréales, féculents…). Et pas de mauvaise foi, en vous rabattant sur les desserts «légers»! On vous a dit tout le «mal» qu'on pensait des édulcorants à la rubrique «Allégés».

Remplacer par

Dans vos pâtisseries maison, ou tout simplement pour gérer votre consommation d'aliments sucrés, préférez le miel ou/et le sirop d'agave: leur pouvoir sucrant supérieur à celui du sucre permet d'en mettre moins (donc moins de calories) pour le même goût.

Les sucres allégés

☹ À supprimer

Lisez bien les étiquettes : tous les produits affichant « légers », gomme à mâcher, bonbons, boissons gazeuses (voir p. 26), chocolats, yogourts (voir p. 44)... font appel aux édulcorants artificiels ! Et en premier lieu, à l'aspartame, alias E951, l'édulcorant le plus utilisé au monde. Ce « faux sucre » que l'on trouve dans plus de 6 000 produits (du yogourt à la gomme à mâcher), vient d'être, de nouveau, mis sur la sellette. En 2010, une étude danoise menée sur 60 000 femmes enceintes a révélé des risques d'accouchement prématuré importants lorsque les mères ont consommé des boissons à l'aspartame durant la grossesse. Le risque serait augmenté de 38 % avec la consommation d'une boisson gazeuse « diète » par jour, de 78 % pour quatre boissons gazeuses diètes par jour.

La France vient d'annoncer qu'elle allait « examiner sans délai ces nouvelles études en vue d'éventuelles recommandations aux autorités françaises ». Quant au RES (Réseau environnement santé), il suggère que l'aspartame soit classé parmi les agents à risques de leucémie et soit purement interdit pendant la grossesse.

En résumé, même si, à l'heure actuelle, le débat sur les édulcorants est loin d'être clos, mieux vaut s'abstenir d'en consommer pendant la grossesse.

Même sentence pour la saccharine (E954) et le cyclamate (E952), qui fait lui aussi partie des édulcorants « intenses » : les autorités sanitaires les déconseillent pendant la grossesse et l'allaitement.

☺ *Remplacer par*

Sirop d'agave, stévia, sirop de bouleau (xylitol), miel, sirop d'érable.

Les bonbons

☹ *À supprimer*

Amis publics n° 1 des « kilos grossesse » difficiles à déloger, les bonbons sont aussi à proscrire parce qu'ils invitent au grignotage. Profitez de cette parenthèse de neuf mois pour prendre de bonnes habitudes.

La gomme à mâcher

☹ *À supprimer*

Ce ne sont pas tant les colorants, gélatines et agents de conservation potentiels qui sont ici déconseillés à la future maman (quoique…), mais les conséquences de la mastication : en accentuant la sécrétion de salive et de sucs digestifs, la gomme oblige l'estomac à travailler non-stop. Résultat : l'estomac s'habitue au grignotage et en redemande ; sans oublier l'air brassé qui se transforme en flatulences et en éructations…

Les viandes

Les viandes rouges et blanches

☹ À supprimer

- ✗ *Le bœuf cru, bleu ou saignant,* mais aussi les viandes peu cuites en général, particulièrement celles du porc et du mouton, plus souvent contaminées par le parasite de la toxoplasmose (voir p. 107), sont à proscrire si vous n'êtes pas immunisée : prolongez la cuisson de vos brochettes, oubliez la fondue bourguignonne, le tartare et le carpaccio, vérifiez que les viandes de l'assiette commandée à la brasserie sont cuites à point, etc. Immunisées ou non contre la toxoplasmose, les futures mamans seront vigilantes quant à la cuisson de la volaille : pas suffisamment cuite, elle peut nicher la salmonelle (voir p. 111).
- ✗ *Les viandes fumées,* même si elles vous semblent cuites par le salage et le fumage qu'elles ont subis, sont crues et seront donc renvoyées en cuisine : viande des Grisons, magrets de canard fumés, jambon cru…

☺ Remplacer par

Si manger la viande cuite à point est pour vous un sacrilège, vous pourrez défouler vos pulsions sanguinaires en cuisinant de la viande surgelée. Attention, pas le morceau de bœuf congelé maison ! Le congélateur domestique et ses -18 °C n'est pas suffisant pour détruire le parasite de la toxoplasmose (voir encadré Surgelés mode d'emploi p. 40).

Les abats (foie, cervelle, cœur...)

☹ À supprimer

Les abats regorgent de fer, un oligo-élément primordial pour la future maman et pour le bébé. Oui, mais ils concentrent aussi les toxines ainsi qu'une grande quantité de vitamine A qui, en excès, présente des risques pour le fœtus : c'est pourquoi on les oubliera le temps de la grossesse.
Et ce petit bloc de foie gras accompagné de sa compotée d'oignons sur tranche de pain d'épices ? Dans « foie gras », il y a « gras » et il y a « foie » : deux raisons d'en remettre la dégustation à plus tard !

☺ Remplacer par

Le poisson, la viande, les légumes secs (lentilles, pois chiches, haricots blancs...), le persil, les choux, consommés régulièrement, suffisent, en général, à apporter le fer nécessaire. Associez-les à des aliments riches en vitamine C (oranges, pamplemousses, citrons, brocolis...) pour permettre l'absorption du fer.

La charcuterie

☹ À supprimer

Vos visites chez le traiteur vont considérablement s'espacer durant ces neuf mois… Rillettes, pâtés, foie gras, poissons fumés, jambon cru, boudin noir (champion pour sa teneur en fer, vous en profiterez… plus tard, après l'allaitement), aliments en gelée et autres saucissonneries sont à bannir, car susceptibles d'être contaminés par la listeria ou le toxoplasme (voir p. 107). Et n'espérez pas vous rabattre sur des produits artisanaux à la coupe, ils sont jugés trop sensibles sur le plan bactériologique… Votre entourage aura beau vous dire que tout est dans la cuisson (il n'y aurait aucun risque de toxoplasmose si l'aliment a été cuit à 60 °C, le cas des saucisses de type Knacki), écoutez la voix de la… précaution.

☺ Remplacer par

Le jambon blanc (ôtez la couenne et le gras, pas indispensables à votre tour de taille), les charcuteries « séchées » (salami, pepperoni…), qui ne sont pas propices à la prolifération de listeria. Les produits emballés présentent peu de risque, à condition de les manger dès leur ouverture et de les conserver un minimum de temps au frigo (pas plus de deux jours), l'emballage bien refermé. Mais méfiez-vous, la plupart sont riches en sel, ce qui favorise la rétention d'eau et l'hypertension.

Le gibier

☹ *À supprimer*

À poils ou à plumes (faisan, canard sauvage, biche, chevreuil, lièvre, sanglier, perdrix…), le gibier mérite la plus grande méfiance : la viande en elle-même n'est pas grasse, mais favorise l'augmentation du taux d'acide urique (nocif pour les reins et les artères), ce qui n'arrangera pas vos affaires si vous êtes déjà sujette à l'hypertension. Le temps est certes révolu où l'on faisandait le gibier en le laissant « pourrir » quelques jours sans le vider, de façon à attendrir la chair ; aujourd'hui, on attendrit la viande (sinon, immangeable) en la faisant mariner. Mais cette marinade favorise le développement des bactéries. D'autre part, le gibier, vivant à l'état sauvage, est plus exposé aux toxines (en ingérant des engrais, des pesticides, des aliments altérés…) que les animaux domestiques. Le meilleur ragoût de sanglier vaut-il la peine de risquer une intoxication alimentaire ?

Hygiène en cuisine : les Dix commandements

❶ Tu te laveras les mains systématiquement avant de cuisiner et tu laveras à grande eau légumes, herbes aromatiques et fruits.
❷ Après avoir manipulé des aliments crus, tu te laveras les mains, puis tu nettoieras les ustensiles, planches à découper et plans de travail.
❸ Tu laveras ton couteau de cuisine préféré après chaque utilisation, s'il te sert à couper tous les aliments.
❹ Tu renouvelleras régulièrement les éponges et les torchons.
❺ Tu procéderas au nettoyage du frigo une fois par semaine (vinaigre blanc pur ou additionné de bicarbonate de soude) et tu t'assureras que la température n'est pas supérieure à 4 °C (si le modèle du frigo n'affiche pas la température, tu y entreposeras un verre d'eau pendant 1 heure, puis tu tremperas un thermomètre dans l'eau pour en connaître la température).
❻ Tu conserveras les aliments au bon endroit du frigo (en haut : viande, volaille, poisson, yogourts, salades toutes prêtes, jus frais ; au milieu : légumes et fruits cuits, restes de plats maison ; en bas + bac à légumes : lait, fruits et légumes frais, boissons, sauces) ; tu envelopperas viandes et poissons pour éviter qu'ils coulent.
❼ Tu contrôleras les dates de péremption des aliments.
❽ Tu éviteras de manger les restes. Certains légumes cuits ne supportent pas l'attente (artichaut, aubergine, pomme de terre, épinards...).
❾ Tu ne conserveras jamais de la viande hachée, des aliments râpés ou hachés par tes soins, de la mayonnaise maison.
❿ Tu ne décongèleras pas les aliments à température ambiante, mais dans le frigo pendant une douzaine d'heures. Tu ne recongèleras jamais un aliment décongelé.

2 500 CALORIES : UNE JOURNÉE IDÉALE

Les recommandations de l'Organisation mondiale de la santé établissent les besoins de la future maman à 2 500 calories par jour: voici la répartition idéale en aliments. Quand même pas mal !

- 500 ml de lait
- 2 yogourts
- 50 g de fromage à pâte molle
- 200 g de viande/poisson
- 250 g de pain
- 200 g de pommes de terre
- 200 g de légumes verts
- 300 g de fruits
- 20 g de beurre
- 15 g d'huile
- 35 g de sucre

Une journée type

Déjeuner
Café ou thé
Lait aromatisé ou 1 yogourt ou 1 portion d'emmenthal pasteurisé
2 tranches de pain beurrées
1 cuillère à soupe de confiture
1 fruit frais ou 1 verre d'orange pressée

Dîner
1 artichaut vinaigrette
Escalope de veau
Pâtes au gruyère
Salade de fruits frais

Collation
1 yogourt
1 pomme

Souper
Soupe de légumes
Poulet rôti
Épinards
Fromage blanc 20 %
1 poire

2

Ma maison

VOTRE NID, VOTRE COCON, votre havre de paix, en un mot votre « chez-vous » serait deux à cinq fois plus pollué que l'air extérieur, affirment les scientifiques ! En tête de cette cohorte polluante, les COV (composés organiques volatils), que l'on trouve dans la composition d'une foule de produits détergents, dans certaines peintures, les vernis, les meubles en aggloméré, les sols plastifiés, les tapis muraux..., suivis par les acariens, eux-mêmes à égalité avec les problèmes liés à l'humidité.

Sans tomber dans un extrémisme écologique et décider de repeindre vos murs au lait de chaux et de vous chauffer à la bouse de yak, vous pouvez apprendre les bons gestes qui vous mettront à l'abri de ces dangers.

✓ Aérez systématiquement chaque pièce 10 minutes par jour.
✓ Lisez les étiquettes des produits d'entretien, de bricolage et d'ambiance, décryptez les pictogrammes qui figurent sur les emballages.

 T - Toxique	Ce pictogramme indique que par inhalation, ingestion ou pénétration cutanée, le produit qu'il concerne peut avoir des conséquences allant de l'accident grave à la mort. Les substances connues pour altérer la fertilité humaine (classées en catégorie 1 ou 2) sont étiquetées avec le symbole « Toxique », et la phrase « Peut altérer la fertilité » et/ou « Risques pendant la grossesse d'effets néfastes pour l'enfant ».
 Xn - Nocif	Ce pictogramme indique que par inhalation, ingestion ou contact direct avec la peau ou les muqueuses (prolongé ou répété), le produit qu'il concerne peut causer une intoxication plus ou moins grave selon la dose reçue. Les substances préoccupantes (classées en catégorie 3) sont étiquetées avec le symbole « Nocif » et la phrase « Risque possible d'altération de la fertilité » et/ou « Risques possibles pendant la grossesse d'effets néfastes pour l'enfant ».

Source pictogrammes : INRS (Institut national de recherche et de sécurité pour la prévention des accidents du travail et des maladies professionnelles).

Pour en savoir plus

Le Ministère de la Santé et des Services sociaux du Québec offre des conseils pour limiter la pollution de l'air intérieur.
Informations : www.msss.gouv.qc.ca/sujets/santepub/environnement/index.php?environnement_interieur

Important : À partir de 2012, un étiquetage obligatoire relatif aux émissions (COV et formaldéhyde) des produits de construction et de décoration sera progressivement mis en place. Il sera ensuite élargi aux autres sources intérieures les plus significatives (meubles, produits d'entretien, etc.) (source : ministère du Développement durable).

Les produits d'entretien

En attendant Bébé, bien calée dans sa bulle, la future maman a souvent envie d'un environnement bien propre, bien net, voire aseptisé… Mauvaise idée, les désinfectants, détergents, détachants, détartrants, désodorisants, lessives et autres produits ménagers sont la plupart du temps chargés de substances chimiques capables de provoquer des intoxications, des allergies et, dans le pire des scénarios, des malformations du fœtus.

Réflexe étiquette

Fuyez tous les produits qui affichent un pictogramme avertissant le consommateur de leur toxicité (par exemple, une tête de mort), ou précisant, dans leurs précautions d'emploi, que des gaz dangereux peuvent s'en dégager (chlore…).

L'eau de Javel

À limiter

Si vous vous en tenez à l'utilisation d'eau de Javel, inutile de verser la moitié d'un berlingot dans l'eau de désinfection des planchers ! 150 ml d'eau de Javel pour 5 litres d'eau (froide, surtout !) sont suffisants. Et ne mélangez jamais l'eau de Javel à un autre produit nettoyant, vous pourriez vous exposer à des émanations toxiques. Oubliez aussi les mélanges avec le vinaigre blanc ou le jus de citron comme on le préconise parfois pour *booster* le pouvoir de l'eau de Javel : c'est une très mauvaise idée, car l'eau de Javel réagit aux acides en émettant de la vapeur de chlore, extrêmement toxique.

☺ Remplacer par

Des produits plus naturels. Vous pourriez bien être étonnée du nombre de vertus que recèle le bicarbonate de soude*, par exemple : chasseur d'acariens, décapant pour four, détergent de sols plastique (combiné à du savon de Marseille en paillettes), détartrant pour salle de bains… Le vinaigre blanc* fait aussi un retour en force, tout comme le citron* : plongez-vous dans les trucs et astuces de grands-mères, ils sont souvent pleins de bon sens et dénués de dangers.

Le produit à vaisselle

À éviter

> Les savons à vaisselle sont des détergents composés essentiellement d'agents nettoyants dits tensioactifs (des composés chimiques qui permettent le dégraissage), mais aussi de colorants, d'agents de conservation et, la plupart du temps, d'un parfum de synthèse (chargé de phtalates, dangereux pour le bébé à venir).

---

* Lire *Le bicarbonate malin*, *Le vinaigre malin* et *Le citron malin*, Leduc.s Éditions.

☺ Remplacer par

Un petit geste facile, car l'offre est riche : préférez un savon à vaisselle à base d'ingrédients d'origine végétale ou minérale. S'il est écologique, c'est encore mieux : Lemieux, Bio-Vert, Biobec… Vous pourriez aussi confectionner votre savon à vaisselle, mais ces recettes demandent bien souvent de manipuler des huiles essentielles, du carbonate de soude, de faire chauffer du vinaigre blanc… bref, des contacts et émanations pas idéales, dans votre situation. À moins que quelqu'un s'en charge pour vous : dans une casserole, verser 80 g de savon de Marseille en paillettes, couvrir d'eau et faire chauffer à feu doux jusqu'à obtention d'un un mélange lisse. Toujours à feu doux, ajouter 2 cuillères à soupe de vinaigre blanc, mélanger. Quand la préparation a refroidi, transvaser dans une bouteille. Attention, si vous avez des enfants en bas âge, bien choisir la bouteille, qu'il n'y ait pas de confusion possible.

La lessive « à la main »

À éviter

Enzymes, phosphates, parfums de synthèse, agents de conservation… les produits à risque nichent aussi dans les détergents à lessive. Si vous êtes très satisfaite de celle que vous utilisiez jusque-là, réflexe étiquette pour vérifier qu'elle ne contient pas d'agents toxiques pour votre bébé et… portez des gants en caoutchouc pour plus de sécurité.

☺ Remplacer par

La lessive à la main concerne bien souvent du linge délicat, et en tout cas, en petite quantité. Pourquoi ne pas vous tourner vers des produits simples, sans agents tensioactifs synthétiques, sans phosphate, sans enzymes ni agent de blanchissement ? Le savon de Marseille en paillettes est parfait pour ce rôle : il a fait ses preuves et laisse une fraîche odeur de propre. Au rayon bio, l'offre se bouscule : Ecover, Ecodoo, Biolane, Arbre Vert, Clau-Vert, Biovie, Maison Verte…

Le détergent à lessive et l'adoucissant

La lessive

À éviter

Encore des phosphates, des tensioactifs d'origine pétrolière, des agents de conservation, des agents de blanchiment… des composants certes efficaces, mais très agressifs pour le linge, pour la planète et, nous l'avons souligné, potentiellement dangereux pour la formation de votre bébé.

☺ Remplacer par

Les détergents à lessive pour machine écologiques vous assurent un lavage en toute sécurité pour vous et votre bébé.

Si vous la préférez 100 % naturelle, votez pour la *lessive aux noix de lavage*. Fruits d'un arbre qu'on trouve en Inde et au Népal, le Sapindus, ces noix sont riches en saponine, qui leur donne des vertus moussantes semblables à celles du savon. Les Indiens l'utilisent aussi bien comme shampooing que comme détergent. Vous enfermez 5 à 7 demi-coquilles de noix dans le petit sac fourni à cet effet, vous placez le sac directement dans le tambour de la machine à laver et vous faites démarrer le cycle de la machine comme d'habitude. Au contact de l'eau, les coquilles libèrent la saponine, une lessive très peu moussante.

Une autre technique qui a le vent en poupe chez tous ceux qui se soucient autant de leur santé que de celle de notre planète, *la boule de lavage* est un principe « mécanique », sans lessive. Appelée aussi *washball* ou *ecoball*, cette boule contient des mini-billes de céramique ; on la met dans le tambour de la machine sans adjoindre de savon, et votre linge est lavé… magique ! Le magazine *Que choisir* n'a pas été convaincu par cette « magie » à la suite des résultats obtenus aux bancs d'essai, mais une foule de ménagères se frottent les mains de cette acquisition, qui fait des économies de savon et d'emballages polluants.

L'adoucissant

À éviter

Les assouplissants contiennent des ammoniums quaternaires, qui permettent entre autres d'obtenir ce toucher moelleux qui nous plaît tant. En partie biodégradables, ils laissent une trace polluante pour les eaux. Toujours parfumés, ils peuvent être à l'origine d'allergies.

Remplacer par

Certes moins *glamour* que les promesses des adoucissants aux « fleurs blanches » ou à « la brise océane », le vinaigre blanc montre toute son efficacité lorsqu'il est employé comme tel : 1 à 2 cuillères à soupe dans le bac réservé à l'adoucissant éliminent le calcaire (d'où des fibres plus souples et douces), chassent les odeurs et, au passage, nettoient et détartrent votre machine à laver.

Le détergent pour lave-vaisselle

À éviter

On ne change pas une équipe qui gagne : les savons pour lave-vaisselle contiennent des phosphates, des tensioactifs synthétiques, des agents blanchissants chlorés et une foule d'autres composants douteux que nous avons décrits plus haut. Tout cela est très efficace pour dégraisser la vaisselle à votre place, mais d'autres détergents font aussi bien, sans risque d'aucune sorte pour votre santé.

Remplacer par

Préférez des marques de détergents écolos, à base de tensioactifs d'origine végétale, sans phosphates ni polycarboxylates, telles que telles que Lemieux, Biobec ou Bio-Vert, pour n'en citer que quelques-unes.

Les produits de nettoyage pour le four

À supprimer

La seule lecture de l'étiquette de ces produits devrait vous convaincre de ne pas y toucher, au moins le temps de votre grossesse : soude caustique, potasse, carbonate ou hydroxyde de sodium…

☺ Remplacer par

L'huile de coude : un coup d'éponge imprégnée d'eau bien chaude après chaque utilisation devrait déjà endiguer les dépôts de graisse. Mieux, confectionnez une pâte avec du bicarbonate (¾) et de l'eau (¼), recouvrez les parois du four avec une éponge trempée dans la pâte, attendez quelques heures que ça sèche, puis grattez la croûte (avec un ustensile en bois ou tout autre instrument non agressif pour le revêtement), rincez et essuyez. Solution ultime : offrez-vous un four autonettoyant !

Les nettoyants pour planchers

☹ À supprimer

La plupart des détergents pour planchers contiennent un tensioactif pétrochimique et d'autres agents susceptibles de provoquer des irritations et allergies respiratoires.

☺ Remplacer par

Savon noir et/ou vinaigre blanc sont des « Monsieur Net » un peu désuets, mais tout à fait efficaces ! Composé d'huile d'olives noires broyées et macérées dans du sel et de la potasse, le savon noir est une pâte végétale nettoyante très efficace. Un coup d'aspirateur, un coup de vadrouille à l'eau chaude additionnée de savon noir, suivi d'un rinçage à l'eau froide mélangée à du vinaigre blanc (½ verre pour 5 l d'eau) suffisent pour nettoyer correctement vos planchers. Plus simple, et plus coûteux, optez pour les produits écologiques tels que Bio-Vert, Biobec, Lemieux, etc.

Les nettoyants pour salle de bains

☹ À supprimer

Outre les tensioactifs, épaississants, colorants et agents de parfum, ces produits contiennent des acides (chlorhydrique, nitrique, phosphorique, sulfamique…) utilisés pour leurs propriétés anticalcaires.

☺ Remplacer par

Le vinaigre blanc. Chaud, c'est un champion du détartrage : à l'éponge, il fera disparaître le calcaire de la baignoire, du lavabo… et versé dans la cuvette des toilettes, il assurera la propreté et la blancheur, à condition de le laisser agir toute une nuit. Si vous craignez malgré tout les bactéries et les champignons, ne culpabilisez pas et procédez à une désinfection à l'eau de Javel diluée une fois par mois.

Les blocs désodorisants pour toilette

☹ À supprimer

Le danger de ces produits semble résider dans au moins un de ses composants : le paradichlorobenzène.

☺ Remplacer par

Des blocs désodorisants écologiques, qui sont composés de bactéries lactiques et d'alcool gras*. Plus simple, entreposez une soucoupe (ou petit récipient) remplie de bicarbonate dans un endroit abrité des projections d'eau des toilettes : véritable boulimique de mauvaises odeurs, le bicarbonate vous assurera 1 mois de tranquillité.

Les déboucheurs de canalisation

☹ À supprimer

Ils sont composés de soude caustique, de carbonate ou d'hydroxyde de sodium ou de potassium… et parfois même d'acide sulfurique.

* www.bioaddict.fr, article « Les blocs WC : toxiques pour l'homme et l'environnement ».

☺ Remplacer par

Lorsqu'un bouchon se présente, on peut l'enlever à l'aide d'une ventouse, d'un ressort à spirale ou d'une pompe à vide. Ces instruments ne représentent aucun danger pour la santé ou l'environnement. Ne jetez pas de déchets d'aliment ou de produit dans les éviers, les toilettes, et les égouts. On peut placer sur l'évacuation des éviers un filtre qui retient les déchets de façon à éviter qu'ils tombent dans les canalisations. On peut aussi verser régulièrement de l'eau bouillante dans les éviers pour dissoudre les dépôts gras.

Les produits lave-vitres

☹ À supprimer

> Ces produits sont souvent à base d'ammoniaque et d'alcool.

☺ Remplacer par

Une éponge humide saupoudrée de bicarbonate pour nettoyer, un tissu microfibres pour polir. Les marques écolos se sont aussi penchées sur le problème : Ecover, avec un produit pour vitres et intérieur, Etamine du Lys, Valmour, l'Arbre Vert…

Les produits d'ambiance

L'encens

☹ À supprimer

Envie de créer une ambiance douillette à la maison ? Abstenez-vous, cependant, de faire brûler des bâtons d'encens ! En effet, l'encens est désormais montré du doigt pour sa toxicité et, au lieu de purifier l'air, vous chargeriez votre environnement de substances chimiques dangereuses telles que :

- ✗ du monoxyde de carbone,
- ✗ des HAP (hydrocarbures aromatiques polycycliques), dont du benzène, reconnu comme cancérigène,
- ✗ des phtalates (composés soupçonnés d'être des perturbateurs hormonaux) et des aldéhydes (produits chimiques irritants), qui sont présents dans certains encens.

Les bougies parfumées

☹ À supprimer

Malheureusement, tout comme pour l'encens, il vous faudra, là encore, vous interdire d'allumer des bougies parfumées qui dégagent des HAP toxiques pour vous et votre bébé.

☺ Remplacer par

Faites sécher des pétales de rose, des fleurs de lavande, des brins de romarin, un bâton de cannelle, des tranches d'orange, des clous de girofle... Déposez un peu de ce mélange dans des soucoupes ou de jolies coupes et répartissez-les aux quatre coins de votre maison.

Des plantes qui nous veulent du bien

Offrez-vous une mini-usine dépolluante dans chaque pièce du foyer !

Dans la cuisine : L'azalée est une dévoreuse d'ammoniaque, présent dans la composition de nombreux détergents (pour les sols, les vitres, etc.). Le *Chlorophytum* (dite plante araignée) et sa touffe de longues feuilles souples est une dépollueuse des plus actives : elle élimine les COV (composés organiques volatils), comme le monoxyde de carbone, le formaldéhyde, etc. Elle rend l'air plus respirable et moins allergène.

Dans la chambre de bébé fraîchement repeinte : Le chrysanthème absorbe le trichloréthylène (peintures, solvants, etc.). Le philodendron se régale du PCP (traitement du bois) et a le bon goût de dégager beaucoup de vapeur d'eau, faisant office d'humidificateur naturel.

Dans le salon : Le cactus serait un désintégrateur d'ondes électromagnétiques (télévision, ordinateurs, etc.).

Dans votre chambre : Le *Ficus benjamina* s'attaque au formol (mousses d'isolation, colle pour tapis, tissus d'ameublement, papiers d'emballage, vêtements sortant du nettoyeur, etc.).

Dans la salle de bains : Le lierre est un spécialiste de l'élimination du benzène (peintures, détergents, matières plastiques, etc.).

3

Ma beauté

La grossesse est un alibi irréprochable pour prendre soin de soi : hydrater sa peau, la protéger, la prévenir des vergetures, se sentir fraîche, s'offrir des soins quotidiens pour entretenir sa forme et consolider son capital jeunesse… tout cela est nécessaire au bien-être.

Sans oublier que le carnaval des hormones tout au long de votre grossesse peut chambouler temporairement vos acquis : votre peau, d'ordinaire mixte, par exemple, peut s'assécher, ou, au contraire, produire un excédent de sébum, parfois avec des manifestations dignes d'une jeune fille pubère… Pour toutes ces raisons, et aussi pour le simple plaisir de vous dorloter, vous avez envie que laits pour le corps, masques hydratants, lotions toniques, produits de maquillage et autres parfums soient vos meilleurs amis. Oui, mais bien souvent, tous ces produits renferment des substances chimiques potentiellement dangereuses pour la santé de la future maman : la dénonciation des parabènes, utilisés comme agents de conservation, a fait grand bruit récemment. En 2005, Greenpeace rapportait, dans son enquête « Parfum de scandale », que deux groupes de substances chimiques, les phtalates et les muscs de synthèse, étaient bien présents dans la plupart des marques de parfums testés. Avec une conséquence inquiétante de contamination du sang et du lait maternel. Voire une action perturbante sur les hormones, pour certains muscs. Sans vous laisser happer par la paranoïa, il faudra vous servir sérieusement de vos yeux : le décryptage des étiquettes pourrait bien devenir une activité majeure durant votre grossesse !

La coloration

À éviter

Les shampooings colorants contiennent des solvants, colorants ou décolorants potentiellement nuisibles pour l'embryon ; c'est pourquoi mieux vaut les éviter durant les trois premiers mois de votre grossesse. Le premier trimestre passé, vous pourrez reprendre vos colorations, en privilégiant les produits sans ammoniaque et en évitant les rendez-vous trop rapprochés chez le coiffeur. Si vous faites une coloration maison, réflexe étiquette : fuyez les produits contenant du formaldéhyde (appelé aussi méthanal, aldéhyde formique).

Quant aux tatouages temporaires, qui assurent un trait d'eye-liner permanent, faites une pause : la plupart contiennent de la paraphénylène-diamine, particulièrement allergisante.

☺ Remplacer par

Des mèches ou un balayage, moins couvrants donc moins agressifs. Encore mieux, adoptez la coloration végétale 100 % bio (henné compris, mais vérifiez qu'il soit 100 % naturel, certains fabricants y glissent insidieusement des composés chimiques) : faite d'un mélange de pigments végétaux, elle est douce pour les cheveux et pour la santé de bébé. Cela vaut aussi pour le duvet qui court sur vos avant-bras, que vous pourriez aussi blondir avec une décoction de camomille allemande (une poignée de camomille jetée dans 500 ml d'eau bouillante ; réduisez le feu, laissez frémir une quinzaine de minutes ; filtrez, laissez refroidir, puis appliquez la préparation sans rincer).

L'épilation

À éviter

La grossesse favorise souvent les jambes lourdes et les chevilles gonflées ; vous épiler à la cire chaude ne ferait que malmener davantage cette insuffisance veineuse. Si, d'autre part, vous avez entamé un traitement au laser avant de connaître l'existence de votre petit locataire, il est plus prudent de l'interrompre : aucune étude n'affirme ni ne réfute le danger du laser pendant la grossesse, mais le tourbillon hormonal qui accompagne cette dernière n'est pas le terrain idéal pour un résultat optimal. Baume : l'arrêt temporaire du traitement antipoils au laser ne semble pas faire perdre le bénéfice de ce qui a déjà été commencé.

☺ Remplacer par

Le rasoir. Et en douceur, s'il vous plaît, toujours à cause de cette possible insuffisance veineuse qui sensibilise la peau. Si cette méthode provoque des poils qui poussent sous la peau, une exfoliation (bio) peut aider à les décourager, voire à les déloger. Dans la série « on n'est jamais mieux servi que par soi-même », vous pouvez également fabriquer un exfoliant perso : achetez de la poudre de noyaux d'abricots ou des graines de lin dans un magasin bio et mélangez avec quelques cuillerées d'huile de tournesol (pour son action cicatrisante). Les bandes de cire froide sont elles aussi efficaces et sans risque, pour qui maîtrise l'exercice : leurs différentes tailles permettent un travail précis. Enfin, si vous êtes une inconditionnelle des crèmes dépilatoires, choisissez-la bio et 24 heures avant la déforestation, faites un test sur un petit coin de peau pour balayer tout doute d'allergie.

Le déodorant

À éviter pour certains

La méfiance est là aussi de mise, nombre de déodorants contenant des sels d'aluminium, utilisés en tant qu'agents antiperspirants, ou/et des parabènes, décriés de toute part. Réflexe étiquette, toujours : traquez ces derniers, mais aussi la présence d'alcool.

Remplacer par

Un talc sans parfum : il saura éviter les débordements, si, comme de nombreuses futures mamans, vous avez « tout le temps trop chaud ». Mais aussi la pierre d'alun, qui fait un retour remarqué pour la solution 100 % naturelle qu'elle apporte : sans alcool, inodore et bio. Il suffit de la passer sous un filet d'eau puis sous les aisselles, comme vous le feriez avec un stick déodorant. Elle existe aujourd'hui sous forme de vaporisateur (notamment chez Sanex), ce qui en facilite grandement l'usage. Au rayon « remèdes de grand-mère », ne passez pas à côté du bicarbonate : son extraordinaire capacité à absorber les odeurs, combinée à ses vertus antiseptiques, garantit une fraîcheur saine et naturelle ; une pincée sous chaque aisselle après la toilette du matin.

Les laits pour le corps, crèmes de soin pour le visage, masques hydratants, crèmes antivergetures, lotions toniques, maquillage, shampooings

À éviter pour certains

Ne cédez pas aux sirènes du marketing ; un produit promettant un « toucher soyeux », une peau « mate » ou « lisse » repose sur un composant largement mis à contribution dans les cosmétiques, les cires de silicone. Elles apportent certes une texture très agréable, un fini irréprochable, mais elles restent une source possible d'irritation, voire d'allergie ; elles sont très peu biodégradables et nocives pour l'environnement, donc pour notre santé. Par ailleurs, employées dans les shampooings, elles auraient tendance à étouffer le cuir chevelu. Certaines marques, de leur côté, surfent allégrement sur la vague « nature », et se vantent d'un composé actif végétal (parfois quelques milligrammes d'extraits végétaux, juste de quoi apposer « produit naturel » sur leur ligne de produits) ; passez les étiquettes au crible.

Important : les cosmétiques contenant de la vitamine A en quantité (souvent présente dans les traitements oraux contre l'acné) peuvent être néfastes pour le fœtus. Il est primordial de les proscrire.

☺ *Remplacer par*

Des produits bios, ou garantis sans parabènes (propylparaben, butylparaben, etc.), sans phtalates ni muscs synthétiques. Certaines marques bios proposent des cosmétiques conçus spécialement pour la femme enceinte : vous les privilégierez en prévention des vergetures. Pour les « soins plaisir », allez au plus simple : huiles d'argan, d'amande douce, d'olive, d'avocat. Si vous vous maquillez (légèrement), vous pouvez concocter un « lait démaquillant » maison : 3 cuillerées à soupe d'eau minérale, 3 cuillerées de lait et 2 cuillerées de miel ; mélangez bien et utilisez comme votre produit démaquillant ordinaire. Les « trucs » de grands-mères peuvent être une source d'idées formidable : un masque au concombre et au blanc d'œuf (à l'argile, au yogourt...) pour les peaux grasses ; à l'avocat (aux abricots, à la levure...) pour les peaux sèches.

Les parfums

À éviter

En mai 2010, un rapport mené par Défense environnementale Canada (ONG) et la *Campain for Safe Cosmetics*, aux États-Unis, s'est penché sur les marques de parfums les plus vendues, et a établi que nombre d'entre eux contiendraient plus d'une dizaine de produits chimiques capables de provoquer des réactions allergiques (résultat: des maux de tête, une respiration sifflante et des dermites de contact) et, pour certains, des perturbations endocriniennes. Réaction de bon sens: laissez votre parfum au placard... jusqu'à ce que Bébé passe au biberon, si vous allaitez.

Remplacer par

Rien. Cela ne devrait pas vous demander un trop gros effort, 57 % des femmes enceintes se contenteraient naturellement de leur propre odeur ou d'eau de fleurs. Il n'est pas rare, en effet, que dès les premières semaines de grossesse, on soit carrément incommodée par son parfum préféré. Si vous avez absolument besoin de vous parfumer pour vous sentir fraîche et détendue, tournez-vous vers des produits plus légers, comme des eaux de toilette. Nouveauté: il existe maintenant des marques qui proposent des parfums pensés et fabriqués spécifiquement pour les futures mamans, où fleurs et fruits sont de la fête. Mais si votre parfum habituel est votre « doudou » et qu'il vous est impensable de le bouder pendant 9 mois, vaporisez légèrement vos vêtements avant de les porter.

Le soleil

☹ À fuir

Vos rapports avec le soleil durant ces 9 mois vont ressembler à une belle partie de cache-cache... Impossible d'agir autrement, si vous voulez éviter le masque de grossesse (appelé aussi chloasma) et autres petites taches brunes disgracieuses qui surgiront entre le 4e et le 6e mois et ne daigneront disparaître que 6 mois après l'arrivée de Bébé. Votre mission va consister à passer incognito auprès des rayons UV (séances en salon comprises). De nombreux produits solaires se montrent très allergisants, d'autres sont tout bonnement suspectés de toxicité, car les filtres chimiques anti-UV agiraient comme des perturbateurs endocriniens (interférence hormonale).

☺ Opter pour

Chapeaux, foulards, casquettes, tee-shirt et lunettes protectrices l'été ; hydratation et crème de jour bio avec filtre solaire (Melvita, Bioderma, entre autres) pendant toute la durée de votre grossesse (FPS 15 en hiver ; FPS 30 en été). Vous n'êtes pas interdite de plage pour autant, mais, là encore, protection : parasol, crème solaire affichant un indice filtrant élevé et eau minérale ; il est très important de vous hydrater régulièrement. Et un brin de sagesse : préférez la douceur des rayons du soleil après 16 heures. Si vous n'êtes pas du genre lézard, offrez une petite touche abricot à votre visage avec un autobronzant, bio, évidemment : attention, ils sont sans risque pour le bébé, mais ne protègent pas des UV ! Quant aux gélules bronzantes, oubliez-les jusqu'à l'année prochaine et mangez un peu plus de carottes et d'abricots !

4

Ma santé/Ma forme

Ma santé

La grossesse est une excellente occasion pour prendre enfin soin de soi. N'oubliez pas que, désormais, vous avez une double responsabilité et que votre priorité, c'est vous et le bébé que vous allez porter pendant ces neuf prochains mois. Soyez à l'écoute de vous-même, de votre corps et, surtout, apprenez ralentir. Il va falloir vous ménager et accepter de mettre le stress et vos mauvaises habitudes de côté.

Accordez-vous du temps, apprenez à respirer, multipliez les occasions de vous retrouver en harmonie avec votre futur bébé en vous offrant des moments de détente.

En prenant soin de vous, vous multipliez les chances de ne pas avoir d'ennuis de santé. Or, plus vous pourrez vous défendre et éviter d'attraper virus et autres maladies, mieux cela sera pour vous et le fœtus. En effet, grossesse et médicaments ne font pas bon ménage, les risques encourus par le fœtus étant trop importants.

Enceinte, vous n'avez le droit à rien, ou presque. Et l'automédication est proscrite. Alors, faites le tri dans votre pharmacie et constituez-vous une trousse de secours avec les médicaments suivants : du paracétamol, des antispasmodiques et des sachets anti-brûlures d'estomac.

En cas de fièvre, de douleurs abdominales, de signes d'état grippal, d'infection urinaire, de saignements, rendez-vous au plus vite chez votre médecin. Lui seul pourra vous conseiller. Ne jouez pas avec votre santé et celle de votre bébé.

L'automédication

Un médicament, aussi anodin soit-il, peut être dangereux pour le fœtus. Durant votre grossesse, et tout particulièrement lors du premier trimestre, période clef pendant laquelle les organes du bébé se développent, il faudra impérativement demander l'avis d'un spécialiste avant de vous soigner. En effet, quand une femme enceinte prend un médicament, celui-ci passe la barrière placentaire pour arriver dans le sang du fœtus. Les risques de toxicité sont nombreux… La prise de médicaments peut ainsi être à l'origine de malformations chez le fœtus, de contractions utérines, d'accouchement prématuré voire d'interruption de grossesse dans les cas les plus graves.

En résumé, ne prenez rien sans avoir préalablement reçu le feu vert de votre médecin ou de votre pharmacien.

Cette règle d'or est valable aussi tout au long de l'allaitement.

Le tabac

Fausse couche, grossesse extra-utérine, mais aussi naissance prématurée, mort subite du nourrisson, problèmes bronchopulmonaires… la liste des risques encourus par votre enfant si vous fumez pendant votre grossesse est longue. Mieux vaut carrément arrêter la cigarette ou, au pire, essayer de diminuer votre consommation au maximum. Votre bébé vous en remerciera.

Les *patchs* et les compléments nicotiniques étant déconseillés pendant la grossesse, n'hésitez pas à vous faire aider par un spécialiste en sevrage tabacologique. Et, surtout, profitez de votre grossesse pour décider d'en finir pour toujours avec la cigarette. Quelle meilleure motivation que votre bébé pour arrêter de fumer ?

Enfin, fuyez les lieux enfumés : le tabagisme passif est, lui aussi, toxique pour le fœtus.

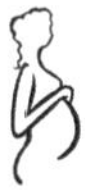

« Pendant ma grossesse, je diminue ma consommation d'alcool et de tabac, mais je n'arrête pas. »

Fumer perturbe le développement de l'enfant. Il est donc fortement conseillé de s'en abstenir pendant la durée de la grossesse et de l'allaitement.

Le cannabis

Tout comme le tabac, le cannabis et son principal actif, delta-9-tétrahydrocannabinol (THC), traversent la barrière du placenta. En entrant dans l'organisme du fœtus, il augmente le risque de fausse couche, de naissance prématurée, de retards de croissance et de malformations. Il peut aussi causer des troubles cognitifs, respiratoires et nerveux chez l'enfant.

On a pu, également, observer des cas de bébés accros aux drogues consommées par leur maman et à qui l'on a dû faire subir une cure de désintoxication.

En clair, stoppez net votre consommation de cannabis, une drogue qui peut avoir des conséquences lourdes pour votre enfant…

Les huiles essentielles

Essences pures de la plante, les huiles essentielles sont des substances aromatiques et volatiles. Elles peuvent s'ingérer, s'inhaler, se pulvériser, s'utiliser dans le bain, en friction, en shampooing, en masque, etc. Chaque huile possède une composition chimique spécifique et des propriétés uniques permettant de soulager de nombreux maux. Mais attention, elles sont très puissantes. Mal utilisées, les huiles essentielles, quelle que soit leur qualité (bio ou pas) peuvent se révéler dangereuses. En matière d'aromathérapie (ou thérapie par les huiles essentielles), l'improvisation est interdite. Et la prudence s'impose d'autant plus pendant la grossesse et l'allaitement. En effet, certaines essences peuvent être toxiques et provoquer des avortements spontanés. Solubles dans les graisses, les huiles essentielles peuvent passer dans les tissus du fœtus et dans le lait maternel. D'où l'importance de respecter scrupuleusement le mode d'emploi et de se faire chaque fois conseiller par un spécialiste (pharmacien, aromathérapeute, naturopathe…)*. Nausées, troubles névralgiques, mais aussi insomnies, jambes lourdes… ne vous privez pas des bienfaits des huiles essentielles. À condition d'apprendre à repérer vos amies et vos ennemies des neuf prochains mois.

Les compléments alimentaires

On supplémente systématiquement les femmes enceintes, souvent pour rien. Si votre alimentation est bien équilibrée, suffisamment riche en minéraux et en vitamines, elle doit combler la plupart de vos besoins ; une supplémentation est inutile.

Cependant, la grossesse nécessite des besoins particuliers qu'il est parfois difficile de remplir, notamment en acide folique, en vitamine D et en fer. Dans ce cas, une supplémentation peut être une aide précieuse mais doit rester sous prescription médicale. Ce sont les seules supplémentations médicamenteuses utiles.

Gare aux comprimés et autres suppléments vendus dans les supermarchés ! Ils peuvent ne pas être sans danger (très peu d'études). C'est également le cas des produits dits « naturels », à base de plantes médicinales. Demandez toujours conseil à votre médecin avant d'en consommer.

---

* Lire *Se soigner avec les huiles essentielles pendant la grossesse*, Leduc.s Éditions.

Enfin, en ce qui concerne les vitamines, apprenez qu'un surdosage de vitamine A est dangereux pour votre bébé (risques, notamment, de malformations congénitales).

Les compléments vitaminiques

Densifiant capillaire, tonus, fortifiants pour les ongles, oubliez-les pendant neuf mois et laissez plutôt travailler vos hormones, qui pourvoient à la beauté de votre peau, de vos cheveux et de vos ongles.

Les compléments vitaminiques ne sont pas conseillés aux femmes enceintes. Ils sont inutiles ou peuvent même représenter un risque. Demandez toujours l'avis de votre médecin ou de votre sage-femme.

La phytothérapie

Aucune étude n'a été menée pour évaluer les conséquences de la phytothérapie pendant la grossesse. La vigilance est donc essentielle ! En effet, les plantes, comme les médicaments, peuvent avoir des conséquences nocives pour le fœtus. Demandez impérativement un avis médical avant d'utiliser des produits à base de plantes.

Les examens radiologiques

Pendant la grossesse, et plus particulièrement pendant le premier trimestre, évitez au maximum de vous exposer aux rayons X. Si vous devez impérativement passer une radiographie, alertez le radiologue. Celui-ci posera un tablier de plomb sur votre ventre pour protéger votre bébé.

Les vaccins

En matière de vaccination, la prudence s'impose pour les futures mamans. Les vaccins inactivés peuvent être administrés sans risque, mais les vaccins fabriqués à partir de virus vivants sont contre-indiqués en raison du risque théorique que le virus traverse le placenta et infecte le fœtus.

Les vaccins autorisés

✓ Grippe
✓ Tétanos
✓ Polio (injectable)

Les vaccins à ne prendre qu'en cas de nécessité

✓ Pneumocoque
✓ Rage
✓ Hépatites (A et B)
✓ Typhoïde
✓ Choléra
✓ Méningites (A et C)
✓ Fièvre jaune (si le voyage en zone d'endémie ne peut être différé, la vaccination est nécessaire compte tenu de la gravité de cette maladie).

Les vaccins à éviter

✗ Rubéole
✗ Rougeole
✗ Oreillons

- ✗ Varicelle
- ✗ Polio (buvable)
- ✗ BCG
- ✗ Coqueluche
- ✗ Diphtérie

Les vaccins conseillés avant la grossesse

- ✓ Rubéole
- ✓ Rougeole
- ✓ Oreillons
- ✓ Varicelle

Ma forme

Être enceinte n'implique pas de rester immobile pendant neuf mois… Bien au contraire ! Il est même fortement conseillé de conserver une activité physique régulière pendant la grossesse. Pratiqué avec précaution, le sport procure de multiples bienfaits à la future maman. Il favorise l'oxygénation, permet de tonifier les muscles, d'activer la circulation sanguine, de faciliter la récupération fonctionnelle du périnée après l'accouchement. Bouger en douceur permet aussi de renforcer la musculature abdominale, d'atténuer les douleurs lombaires et d'éviter une prise de poids excessive. Mais le sport n'est pas seulement bon pour le corps, il permet aussi de se sentir mieux dans sa tête ! Pendant l'effort, le cerveau libère des substances chimiques qui favorisent la confiance en soi et permettent de se sentir moins angoissée, plus apaisée.

Mais attention : faire du sport, oui, mais pas n'importe comment ! « Les femmes qui pratiquent une activité physique régulière tout au long de l'année peuvent la continuer en prenant certaines précautions pendant leur grossesse », explique la docteure Nadia Rosty, obstétricienne.

Avant de pratiquer un sport, commencez par consulter votre médecin et faites le point, avec lui, sur vos envies et vos possibilités. Selon votre état, lui seul pourra vous indiquer quelle activité physique peut être pratiquée tout au long de votre grossesse. « L'activité sportive est proscrite si la femme enceinte présente une grossesse à risque, c'est-à-dire en cas de menace de fausse couche ou d'accouchement prématuré, d'hypertension, de retard de croissance intra-utérin par exemple », poursuit la docteure Nadia Rosty. En l'absence de troubles et de risques, les consignes sont de faire du sport selon son rythme, de ne jamais forcer et d'apprendre à respecter son corps et ses limites.

Les sports à éviter, ceux recommandés

☹ À supprimer

- ✗ Ski, snowboard, ski nautique
- ✗ Équitation
- ✗ Vélo, VTT
- ✗ Patin à roues alignées
- ✗ Jogging
- ✗ Alpinisme

- ✗ Tennis
- ✗ Sports de combat (judo, karaté...)
- ✗ Sports collectifs (basket, handball...)
- ✗ Plongée
- ✗ Tout sport comportant des risques de chute et des sauts violents.

☺ À privilégier

- ✓ Marche à pied
- ✓ Natation
- ✓ Gym
- ✓ Aquagym
- ✓ Yoga
- ✓ Stretching

Mention spéciale pour la marche, l'activité physique la plus indiquée pendant la grossesse. Hautement conseillée, elle active la circulation sanguine, améliore la respiration et renforce la sangle abdominale. Elle est également excellente pour le cœur, entretient le souffle, facilite la digestion et est essentielle pour une oxygénation de la future maman et, donc, du fœtus. À pratiquer une demi-heure par jour et, si possible, dans un espace non bitumé et non pollué, à votre rythme !

La natation est aussi hautement préconisée. Dans l'eau, le corps est en apesanteur, il flotte, se détend, et la future maman se sent légère. Tout en se relaxant, elle travaille, tout en douceur, sa respiration, se muscle et s'assouplit en profondeur. La nage accroît également les capacités cardiaques, favorise la circulation dans les jambes et prévient ou apaise les douleurs dorsales dues aux mauvaises postures durant la grossesse. Préférez la nage sur le dos et évitez la brasse et le crawl, qui accentuent la cambrure lombaire.

Et si vous tentiez la gymnastique prénatale ?

La gymnastique prénatale se pratique à la piscine et est une excellente préparation à l'accouchement.
Elle permet de renforcer la sangle abdominale, de prévenir les problèmes de dos, de soulager les jambes lourdes, d'activer la circulation sanguine, d'assouplir les articulations et de réduire la tension artérielle. Ce sera aussi l'occasion de rencontrer d'autres futures mamans et de partager vos expériences.
Vous hésitez encore ? Jetez-vous à l'eau !
Notez qu'il vous faudra impérativement vous munir d'un certificat médical pour assister aux séances.

Le hammam, le sauna

Ni hammam ni sauna pendant la grossesse. Les bains très chauds doivent aussi être évités. Les hautes températures sont mauvaises pour la circulation des jambes (risques de problèmes tels que l'apparition de varices ou d'œdèmes), déjà mise à mal pendant la grossesse. En accélérant le rythme cardiaque, les chaleurs sèches et humides peuvent fatiguer le cœur et être la cause d'essoufflements et de vertige.

Mes notes perso

5

Enceinte nomade

SAUF AVIS CONTRAIRE de votre médecin, les voyages ne sont pas contre-indiqués pendant la grossesse. À condition de respecter quelques règles de prudence élémentaires et de faire preuve de bon sens, notamment dans le choix de la destination. Sauf nécessité absolue, évitez les zones à risques (pays où sévissent le paludisme, la malaria et la fièvre jaune, notamment) et assurez-vous des bonnes conditions sanitaires. Si vous n'êtes pas vaccinée, attention : certains vaccins sont contre-indiqués chez la femme enceinte. Il faudra peut-être revoir votre destination en conséquence. Si vous partez à la montagne, veillez à ne pas dépasser 2 000 mètres d'altitude ; au-delà, le fœtus pourrait manquer d'oxygène. De manière générale, privilégiez toujours votre confort. Choisissez un lieu où vous vous sentirez bien, où vous ressourcer. Et pensez à glisser dans votre valise une copie de votre dossier médical (les résultats de vos examens et vos ordonnances).

Le deuxième trimestre de grossesse est la période idéale pour voyager, lorsque les risques de fausse couche sont plus faibles et que vous êtes encore active. Au troisième trimestre, vous serez plus vite fatiguée par les longs trajets et ressentirez certainement le besoin de rester à proximité de votre hôpital ou maison de naissance.

Enfin, sachez que l'avion, le train et le bateau sont les transports les plus recommandés pour se déplacer pendant la grossesse. Mais, dans tous les cas, dès que vous aurez atteint la terre promise, re-po-sez-vous !

À pied

Oubliez les randonnées exténuantes et épargnez-vous les journées à piétiner pour faire du lèche-vitrines. Faire de l'exercice, oui, oui, oui, mais sans jamais forcer ! Enfin, il est essentiel de bien vous chausser. Portez des chaussures confortables, maintenant bien les chevilles, avec des talons plats ou ne dépassant pas quatre centimètres.

En bus

Même mise en garde que lors des trajets en voiture, gare aux vibrations et aux secousses… À éviter à partir du 9e mois de grossesse, donc.

À vélo

Faire du vélo régulièrement pendant la grossesse est un excellent exercice pour améliorer le souffle et diminuer les risques de prise de poids et d'apparition d'œdème au niveau des chevilles.

À éviter, cependant, en cas de fatigue ou de somnolence. Et, surtout, redoublez de vigilance : gare aux chutes !

À moto

Abstenez-vous ! En effet, les vibrations, trop fortes, peuvent provoquer des contractions utérines. Et, là encore, les risques de chutes sont nombreux et les chocs très graves pour le fœtus.

En métro

Oui, à condition d'avoir une place assise. N'hésitez pas à la demander. Et évitez, si possible, les heures de pointe.

En avion

Contrairement aux idées reçues, il n'y a aucun danger à prendre l'avion pendant la grossesse. En l'absence de complications (diabète mal contrôlé, anomalie du placenta, hypertension, risque de naissance prématurée), l'avion serait même le moyen de transport à privilégier pour les longs trajets, à l'exception du dernier mois de la grossesse où il est déconseillé.

Veillez cependant à bien vous renseigner, car certaines compagnies interdisent les vols pour les femmes enceintes à partir du 8e mois de grossesse. La plupart des compagnies aériennes demandent, par ailleurs, un certificat médical délivré par votre gynécologue et qu'il vous faudra présenter lors de l'embarquement.

Quelques conseils

- ✓ Déplacez-vous le plus souvent possible afin d'éviter les crampes et de favoriser la circulation sanguine, fortement ralentie par la pressurisation.
- ✓ Portez des bas ou des collants de contention, souvent efficaces pour soulager les problèmes de circulation.

- ✓ Choisissez une place côté couloir afin d'accéder plus facilement aux toilettes.
- ✓ Si vous voulez étirer vos jambes pendant le voyage, demandez d'être placée devant les portes de secours : rien n'est trop beau pour votre confort !
- ✓ Enfin, attachez votre ceinture de sécurité sous le ventre.

En train

Plus confortable que la voiture, le train est aussi bien moins fatiguant. Pas d'embouteillage en vue et, surtout, moins de risques d'accidents… De quoi voyager plus sereinement ! Vous subirez ainsi moins de secousses et, à l'arrivée, les contractions causées par le trajet seront bien moins importantes qu'après un voyage en voiture.

Quelques conseils

- ✓ Préférez les trains directs.
- ✓ Optez pour une place couloir afin de pouvoir accéder plus facilement aux toilettes et de pouvoir vous déplacer pour éviter à vos jambes de gonfler…
- ✓ Voyagez le plus léger possible.

En voiture

Les trajets en voiture sont déconseillés pour la femme enceinte, surtout à partir du 3e mois de grossesse. En effet, les secousses nombreuses vont vous fatiguer et votre circulation sanguine sera mise à mal par la station assise prolongée. Les risques d'accidents peuvent, également, vous angoisser… Quant à prendre le volant vous-même, il serait préférable de vous abstenir : vos réflexes sont diminués, vous serez bien vite fatiguée et, souvent, sujette aux somnolences…

Quelques conseils

Cependant, si vous choisissez (ou êtes obligée…) de voyager en voiture, voici quelques conseils à suivre impérativement.

- ✓ Avant de partir, demandez, d'abord, l'avis d'un spécialiste qui auscultera votre col et fera un bilan de votre état de santé.
- ✓ Hydratez-vous et faites des pauses régulièrement, toutes les deux heures, si possible. Profitez-en pour marcher, vous étirer afin d'activer votre circulation et de vous épargner des crampes à l'arrivée. L'idéal étant, lors d'un long trajet, de vous allonger et de faire une sieste avant de reprendre la route…
- ✓ Évitez les petites routes de campagne ou de montagne ; restez, si possible, sur les grandes voies de circulation.
- ✓ Asseyez-vous à l'arrière de la voiture et attachez votre ceinture de sécurité. Veillez à mettre la ceinture le plus bas possible sous votre ventre afin de ne pas comprimer le bébé.

En bateau

Le bateau ne présente aucun risque particulier pendant la grossesse. Évitez, toutefois, de monter dans un voilier ou dans un hors-bord afin de vous épargner (ainsi qu'à votre bébé !) des secousses désagréables, voire dangereuses. Enfin, sur un bateau, le risque de nausées augmente considérablement : une fois à bord, mal en point, vous risqueriez de regretter votre traversée et de guetter avec impatience le retour sur la terre ferme…

Mes notes perso

6

Mon environnement

Depuis que vous êtes enceinte, vous n'avez certainement jamais été aussi attentive à tout ce qui vous entoure et, malheureusement, vous vous sentez souvent agressée. À la maison, Mistigri est soudain devenu votre pire ennemi. À la terrasse d'un café, vous devez parfois vous retenir d'aboyer après votre voisin fumeur qui pollue l'atmosphère. Et quand vous apprenez qu'une amie est enrhumée, vous la boycottez de peur qu'elle ne vous contamine. Vous vous sentez moins tolérante, un peu plus paranoïaque aussi, il faut bien l'avouer… Rassurez-vous, cette attitude est tout à fait compréhensible : vous voulez déjà ce qu'il y a de mieux pour votre bébé. Jour après jour, à mesure que votre ventre s'arrondit, vous préparez le nid de votre futur enfant. Et, surtout, vous êtes bien plus vulnérable, soucieuse de n'attraper ni virus ni quoi que ce soit qui pourrait avoir des conséquences négatives pour ce bébé que vous portez.

Sans pour autant tomber dans l'alarmisme, vous avez raison de vous préoccuper de votre environnement et des risques éventuels. Oui, le tabagisme passif est nocif pour vous et le fœtus. De même que, comme l'a confirmé une étude américaine*, la pollution atmosphérique altérerait la bonne croissance du fœtus et serait responsable de certaines naissances prématurées.

Ces neuf prochains mois, vous allez devoir apprivoiser votre entourage (enfants, animaux) autrement, mais aussi revoir et corriger vos habitudes en adoptant de nouvelles règles. Suivez le guide !

Jardinage

Sans renoncer à leur passe-temps préféré, les futures mamans adeptes du jardinage vont devoir prendre quelques précautions. En effet, dans ce potager qu'elles aiment tant chouchouter se cache un ennemi dangereux pour le fœtus : la toxoplasmose. Si vous n'êtes pas immunisée contre cette maladie (voir p. 107), il vous faudra donc être plus que vigilante.

Les bons gestes

✓ Portez des gants parfaitement étanches et lavez-vous les mains systématiquement après avoir jardiné et touché la terre.

---

* *Pediatrics*.

✓ Jardinez, oui, mais bio ! La plupart des produits de jardinage courants contiennent des produits chimiques très toxiques pour le fœtus. Remplacez-les par des engrais naturels et privilégiez le compost !

Animaux : attention aux zoonoses !

Les zoonoses, ces maladies infectieuses transmissibles de l'animal à l'homme, sont bénignes mais peuvent avoir des conséquences graves sur le déroulement d'une grossesse. Quelques conseils pour vous éviter de vous séparer de vos colocataires préférés.

La toxoplasmose

Qu'est-ce que c'est ?

Cette maladie est due à un parasite (*Toxoplasma gondii*) qui se trouve dans la terre et qui atteint les animaux (chats, oiseaux, porcs, moutons, volaille, bétail…). Ce sont surtout les chats qui transmettent ce parasite aux humains. On peut ainsi être contaminé en consommant de la viande crue, des fruits et des légumes souillés, en jardinant puis en portant ses mains à sa bouche, en changeant la litière du chat… Généralement bénigne, la toxoplasmose passe le plus souvent inaperçue (pas de symptômes ou juste des signes grippaux). Bon nombre d'entre nous sommes infectés sans le savoir.

Quels sont les risques pour la future maman ?

Malheureusement, si vous contractez la toxoplasmose au cours de votre grossesse, vous pouvez la transmettre au fœtus par l'intermédiaire du placenta, risquant ainsi de provoquer une naissance prématurée, des malformations, des lésions oculaires et/ou cérébrales, voire la mort du fœtus.

Voilà pourquoi il est essentiel, dès le début de votre grossesse, d'effectuer une prise de sang afin de savoir si vous êtes immunisée contre la toxoplasmose. Si tel est le cas, vous n'avez aucune précaution à prendre. En revanche, si votre sérologie est négative, vous devrez renouveler la prise de sang tous les mois pour vérifier une éventuelle contamination.

Les bons gestes

Il n'existe aucun vaccin contre la toxoplasmose. Il vous faudra donc être très vigilante et compter sur la prévention en respectant scrupuleusement les règles d'hygiène suivantes.

- ✓ Lavez-vous régulièrement les mains.
- ✓ Mangez des viandes et des volailles bien cuites (ni tartares, ni carpaccios, ni brochettes). Le parasite est détruit dès lors que la viande est chauffée à 65 °C.
- ✓ À la maison, lavez soigneusement les fruits, les légumes et les herbes aromatiques. Et au restaurant, évitez les crudités (pas toujours correctement nettoyées).
- ✓ Évitez les charcuteries.

- ✓ Portez des gants avant de manipuler de la viande crue, des crudités ou pour jardiner.
- ✓ Ne consommez ni œufs crus ni lait cru.
- ✓ Nettoyez le bac à litière de votre chat avec des gants ou, si c'est possible, déléguez ! Il est recommandé d'utiliser un désinfectant pour se protéger de ce nid à parasites.

La teigne

Qu'est-ce que c'est ?

Causée par un champignon appelé *Microsporum canis*, la teigne est la zoonose la plus répandue. Elle se transmet via les poils ou les plumes de l'animal domestique (chiens, chats, lapins, hamsters, souris, cochons d'Inde…) et est, malheureusement, très contagieuse.

Quels sont les risques pour la future maman ?

La teigne provoque des plaques, des démangeaisons et peut être longue et difficile à soigner chez la femme enceinte.

Les bons gestes

- ✓ Lavez-vous les mains après avoir touché votre animal et, surtout, ne portez pas vos mains à votre bouche, car c'est par là que le champignon se transmet…
- ✓ Conduisez votre animal domestique chez le vétérinaire pour que celui-ci puisse le traiter.

✓ À la maison, désinfectez les tapis, les planchers, etc., car le champignon peut rester incrusté très longtemps.
✓ Si la maladie vous a été transmise, le traitement habituel de la teigne est malheureusement contre-indiqué pendant la grossesse ; votre médecin vous prescrira alors un traitement adapté à votre état.

La fièvre Q

Qu'est-ce que c'est ?

La fièvre Q (pour Query Fever) est une maladie infectieuse due à une bactérie (*Coxiella burnetii*). Elle est transmise par les ruminants (bovins, ovins, caprins) mais, aussi, par les animaux domestiques ou sauvages.

Quels sont les risques pour la future maman ?

Cette zoonose peut entraîner des fausses couches à répétition pour les femmes contaminées pendant la gestation et non traitées. La fièvre Q peut également être à l'origine d'un avortement, surtout pendant le premier trimestre. Elle peut aussi provoquer un accouchement prématuré.

Les bons gestes

La fièvre Q nécessite une prise en charge médicale quel que soit le stade de la grossesse.

La salmonellose

Qu'est-ce que c'est ?

La salmonellose est une maladie provoquée par la salmonelle, une bactérie (dont il existe plusieurs variétés) présente dans la flore digestive des animaux (volailles, porcs, oiseaux, reptiles). Elle peut se transmettre par la consommation d'aliments contaminés (surtout les œufs, viandes, charcuteries, glaces, pâtisseries), mais aussi par le biais d'animaux infectés et devenus porteurs. La salmonellose se manifeste par une intoxication alimentaire (diarrhées, nausées, fièvre et maux de tête).

Quels sont les risques pour la future maman ?

Chez la femme enceinte, la bactérie de la salmonellose peut être à l'origine d'un avortement spontané.

Les bons gestes

Il n'existe aucun vaccin contre la salmonellose. On peut – et on doit ! –, en revanche, adopter des mesures d'hygiène pour éviter tout risque de contamination.

- ✓ Mangez les œufs bien cuits et évitez toutes les préparations culinaires telles que la mayonnaise, la crème pâtissière, la mousse au chocolat, le tiramisu ou la vinaigrette César.
- ✓ Lavez soigneusement les fruits et les légumes avant de les consommer.
- ✓ Ne mangez que des viandes et des volailles bien cuites.
- ✓ Évitez de consommer des produits laitiers non pasteurisés.

✓ Lavez-vous bien les mains après tout contact avec un oiseau ou un reptile et avec leurs excréments.
✓ Gardez le reptile dans sa cage et laissez votre conjoint la nettoyer lui-même à l'eau de Javel.

Enfants : protégez-vous des maladies infantiles

Enceinte, votre organisme est plus vulnérable aux infections. C'est pourquoi vous devez redoubler de prudence afin de vous protéger des virus. Attention, notamment, aux maladies infantiles si vous êtes déjà maman ou si vous êtes souvent en contact avec de jeunes enfants… Si vous contractez une maladie infantile pendant votre grossesse, alertez au plus vite votre médecin.

Envie d'un bébé ? Pensez à vous faire vacciner tant qu'il est encore temps…

Grâce au vaccin ROR, vous serez protégée en une seule injection contre la rougeole, les oreillons et la rubéole. Ce triple vaccin n'étant pas administrable pendant la grossesse, pensez-y avant de tomber enceinte si vous n'êtes pas immunisée ou si vous n'avez jamais eu l'une de ces trois maladies.
Autre avantage important : une fois vaccinée, vous donnerez vos anticorps à votre bébé et le protégerez ainsi pendant les premiers mois de sa vie, en attendant qu'il soit assez grand pour être lui-même vacciné.

La rougeole

La rougeole est une infection généralement bénigne due au virus du genre paramyxovirus et qui se manifeste par des éruptions cutanées et une fièvre élevée.

Malheureusement, contracter la rougeole durant la grossesse peut provoquer une fausse couche, une naissance prématurée ou, encore, la naissance d'un bébé de faible poids.

Les bons gestes

Le triple vaccin ROR (rougeole, oreillons, rubéole) n'étant pas administrable au cours de la grossesse, l'idéal est de pratiquer le dépistage de la rougeole avant le début de votre grossesse.

Si vous n'êtes pas immunisée, un traitement à base de gammaglobulines pourra vous protéger. Et si vous êtes exposée à la maladie, le médecin procédera à une amniocentèse afin d'évaluer les risques de l'infection.

La rubéole

Maladie virale bénigne qui se manifeste par une éruption cutanée du visage et du corps, une légère fièvre et des ganglions au niveau de la gorge, la rubéole, lorsqu'elle est contractée pendant la grossesse, peut avoir des conséquences très graves sur le fœtus. En effet, en traversant la barrière placentaire, le virus peut provoquer des malformations fœtales (malformation du cœur, du système nerveux, mais aussi des risques de surdité, de cataracte, de cécité…). Le risque de fausse couche est également accentué.

Les bons gestes

Plus de 95 % des femmes au Canada sont immunisées contre la rubéole. Mais si vous faites partie des 5 % restants, prévention au maximum !

Le triple vaccin ROR (rougeole, oreillons, rubéole) n'étant pas administrable au cours de la grossesse, là encore, pratiquez le dépistage de la rubéole avant le début de celle-ci.

Mais en cas de contamination pendant le premier trimestre (période la plus dangereuse), la surveillance du fœtus sera accrue. Si la transmission de la rubéole au fœtus est avérée, on pratique une amniocentèse pour confirmer la présence du virus vers la 16e semaine de grossesse et, si la situation l'exige, on propose un avortement médical. Après 17 semaines d'aménorrhée, le risque de malformation du fœtus est quasi nul. Vous passerez cependant, par mesure de précaution, une échographie mensuelle tout au long de votre grossesse.

Les oreillons

Les oreillons sont une maladie virale qui appartient au groupe des paramyxovirus. Bien que très contagieuse, cette maladie tend à disparaître grâce à des campagnes de vaccinations dans les pays industrialisés. Les oreillons se manifestent tout d'abord par des frissons, des maux de gorge et d'oreilles accompagnés de fièvre, ainsi que par la tuméfaction de la moitié du visage. Cette maladie se guérit généralement facilement et sans laisser de séquelle mais, lorsqu'elle est contractée au cours d'une grossesse, elle entraîne un risque de fausse couche.

Les bons gestes

Là encore, la meilleure des préventions reste le vaccin… avant la grossesse !

La varicelle

Environ 95 % des adultes sont immunisés contre le virus de la varicelle. Si c'est votre cas, vous ne risquez rien. Sinon, soyez très vigilante, car la varicelle, bénigne pour l'enfant, peut être grave chez la femme enceinte (complications pulmonaires) et chez le fœtus, qui risque alors de manquer d'oxygène. Mais le risque principal pour votre enfant est la transmission materno-fœtale du virus, le début et la fin de la grossesse étant les périodes les plus dangereuses.

Les bons gestes

Vous avez un doute ? Impossible de vous rappeler si vous avez déjà eu cette maladie ? Faites une analyse sanguine au plus vite. Si vous n'êtes pas immunisée, vous pourrez recevoir un traitement à base de gammaglobulines. Et si vous contractez la maladie, l'on procédera à une amniocentèse afin d'évaluer les risques de l'infection.

Le cytomégalovirus

Le cytomégalovirus est une infection bénigne, peu connue et pourtant particulièrement courante chez les jeunes enfants. Il peut se révéler très dangereux pour le fœtus : retard mental, surdité sévère…

Les bons gestes

Il n'existe pas de vaccin ni de traitement possible pendant la grossesse. Mais le virus se transmettant essentiellement par la salive et les selles de l'enfant, il est conseillé de respecter des règles d'hygiène précises.

- ✓ Après chaque changement de couche, lavez-vous soigneusement les mains.
- ✓ Ne léchez pas la cuillère, la tétine, la paille… de votre enfant.
- ✓ N'embrassez pas votre enfant sur la bouche et évitez le contact avec les larmes.

Le parvovirus B19

Appelé aussi la « cinquième maladie éruptive », le parvovirus B19 se manifeste par des symptômes grippaux ainsi qu'une éruption de boutons.

Le virus est présent 5 jours dans le sang et c'est pendant cette période que le fœtus risque d'être contaminé. Les conséquences peuvent être très graves : avortement spontané, anémie et complications fœtales (excès de liquide amniotique), mort fœtale…

Les bons gestes

Ponction de l'excès de liquide amniotique et transfusions sanguines « in utero ». La guérison est obtenue dans une grande majorité des cas.

Faut-il jeter son téléphone portable ?

Le jeter, non, mais l'utiliser le moins possible, oui ! Les téléphones portables émettent des champs électromagnétiques de radiofréquence et les femmes enceintes sont considérées comme une population vulnérable. Récemment, des experts internationaux rassemblés sous l'égide du CIRC (Centre international de recherche sur le cancer) ont fait passer l'usage du téléphone portable du niveau « inclassable quant à la cancérogénécité pour l'homme » au niveau 2B, « peut-être cancérigène pour l'homme ». Mieux vaut donc faire preuve de prudence.

Les bons gestes

Réapprenez à téléphoner ! Adoptez, dès maintenant, de bonnes habitudes.

- ✓ Utilisez le plus souvent possible un kit mains libres afin de protéger votre cerveau et votre ventre.
- ✓ Ne mettez pas votre portable dans votre poche.
- ✓ Privilégiez les textos et le téléphone fixe.
- ✓ Si votre portable capte mal le signal dans le lieu où vous vous trouvez, évitez de l'utiliser.

Mes notes perso

7

Ma sexualité

HALTE AUX IDÉES REÇUES ! Les relations sexuelles ne sont pas contre-indiquées lors d'une grossesse qui se déroule normalement. Bien au contraire. La grossesse n'est pas une maladie ! Et faire l'amour, grâce à la sécrétion d'endorphines, vous procurera un véritable bien-être, ce qui est très positif pour votre bébé ! Alors ne vous privez pas de ces moments de complicité avec votre compagnon. Quant aux angoissées (et elles sont nombreuses !), qu'elles se rassurent : il est physiquement impossible que le pénis entre en contact avec le fœtus, votre col protège le bébé. Et la pénétration, notamment au cours du dernier trimestre de la grossesse, favoriserait même la préparation des muscles pelviens pour l'accouchement.

« Beaucoup d'hommes pensent encore que faire l'amour à une femme enceinte risque de blesser le bébé ; or, le fœtus est très bien protégé dans le ventre de la mère », affirme la docteure Nadia Rosty, obstétricienne.

Une libido chamboulée

Pendant la grossesse, votre libido risque de fluctuer à la manière des montagnes russes ! En effet, avec tous les chamboulements que va connaître votre corps, votre sexualité sera, elle aussi, bouleversée. Du désir en berne lié aux désagréments de la grossesse à l'appétit sexuel décuplé par les poussées d'hormones sexuelles (la prolactine), la libido varie d'une femme à l'autre et selon la période de la grossesse. Le plus important est de ne jamais se forcer, d'écouter ses envies tout en maintenant, toujours, le dialogue ouvert avec votre compagnon afin de surmonter vos blocages.

« Il est normal, au 1er trimestre, lorsque la femme enceinte a des nausées, est fatiguée et a besoin de dormir au moins 8 heures, que les relations sexuelles soient plus rares. Au 2e trimestre, les effets secondaires s'effacent, c'est donc la partie de la grossesse la plus propice aux rapports sexuels. Enfin, au 3e trimestre, certaines positions peuvent être inconfortables. Il faut essayer d'en trouver des confortables ! De plus, il est conseillé aux futurs parents de faire l'amour pour favoriser la maturation du col si le bébé tarde à venir », observe la docteure Nadia Rosty.

En effet, les rapports sexuels peuvent permettre au col de s'ouvrir et aux contractions de commencer.

« Je conseille d'arrêter les rapports sexuels s'il y a un risque d'accouchement prématuré, explique Nadia Rosty. Si le col est ouvert, les rapports sexuels peuvent alors provoquer un accouchement prématuré. » Les relations sexuelles sont ainsi contre-indiquées dans certaines situations, par exemple si vous avez des saignements, des douleurs au ventre ou des problèmes du placenta, s'il y a menace de travail prématuré ou de rupture de la membrane amniotique. Votre professionnel de la santé pourra vous en informer.

Quelques cas rares de contre-indications…

Si les relations sexuelles avec pénétration vous sont déconseillées ou interdites, réinventez votre sexualité et remplacez-les par de vrais moments de tendresse partagée en échangeant câlins et caresses.

Une conduite à adopter dans les cas suivants :

✓ Placenta prævia
✓ Antécédent de fausses couches
✓ Grossesse gémellaire dans certains cas
✓ Irritabilité très forte de l'utérus : risque de contractions
✓ Menace élevée d'accouchement prématuré
✓ Saignements abondants, douleurs…
✓ Col prématurément dilaté
✓ Fuite de liquide amniotique
✓ Infection sexuellement transmissible

Positions

Il n'y a pas vraiment de positions proscrites. Au couple d'essayer celles qui lui conviennent le mieux selon la grosseur du ventre et des seins de la femme, hypersensibles pendant la grossesse

À éviter

- ✗ **Position du missionnaire** : vous êtes sous votre partenaire et supportez son poids.
- ✗ **Position d'Andromaque** : vous êtes au-dessus de votre partenaire et l'obligez à supporter votre poids et celui du bébé.

À privilégier*

- ✓ **Face-à-face, la femme allongée sur le dos :** La future maman écarte ses jambes, les plie et les ramène vers elle. Le futur papa va se positionner face à elle (les genoux posés près de ses hanches à elle).
- ✓ **Position de la chaise :** Idéale pour le premier trimestre, la femme maîtrisant l'amplitude et la vitesse du mouvement, ce qui l'aide à éviter les nausées. L'homme est assis sur une chaise. La femme

* *Comment rester amants quand on devient parents*, Mélanie Schmidt-Ulmann, Leduc.s Éditions.

est à califourchon sur lui, éventuellement légèrement penchée en avant.

- **La levrette spéciale grossesse :** À quatre pattes sur le lit, en appui sur les mains, la future maman cambre le bassin, libérant ainsi le ventre qui n'est pas comprimé (on peut d'ailleurs le faire reposer sur un coussin). Son partenaire s'agenouille derrière elle.
- **Position en équerre :** La femme est allongée, ses fesses sont au bord du lit ou du sofa. L'homme se tient à genoux devant elle. Les jambes de la femme remontent le long du corps de l'homme. Ses chevilles reposent sur les épaules de l'homme.
- **Position de la petite cuillère :** La future maman est allongée sur le côté gauche (pour ne pas comprimer la veine cave). L'homme vient se lover derrière elle.

Deuxième partie

La liste des aliments autorisés et à supprimer pendant la grossesse

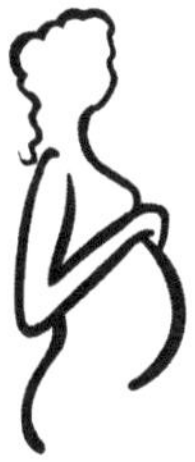

A

Abats	☹
Abricot frais *Bien laver si non immunisée toxo*	☺
Abricot (jus)	😐
Abricot (nectar pasteurisé)	😐
Abricot sec	😐
Agar-agar (poudre)	☺
Agneau (côtelette, épaule, gigot, selle…) *Bien cuire si non immunisée toxo*	☺
Agneau (foie)	☹
Agneau (cervelle)	☹
Agneau (langue)	☹
Agneau (rognons)	☹
Aiglefin (cuit)	☺
Aiguillat (requin)	☹
Aiguillette de bœuf *Bien cuire si non immunisée toxo*	☺
Ail	☺
Algues	☺
Aloyau de bœuf *Bien cuire si non immunisée toxo*	☺
Aloyau de veau *Bien cuire si non immunisée toxo*	☺
Amandes	☺
Ananas (conserve)	☺
Ananas frais	☺
Ananas (jus)	☺
Anchois	☹
Andouille	☹
Andouillette	☹

☺ : autorisé 😐 : à limiter ☹ **: à supprimer**

Aneth *Bien laver si non immunisée toxo*	☺
Anguille	☹
Anguille de mer (cuite)	☺
Arachides *si allergie :*	😐 ☹
Arachide (huile)	😐
Araignée de mer	☹
Artichaut conserve	☺
Artichaut frais	☺
Asperge conserve	☺
Asperge fraîche *Bien laver si non immunisée toxo*	☺
Aubergine	☺
Avocat	😐
Avoine (farine)	☺
Avoine (flocons)	☺

B

Babybel	☺
Bacon	☹
Badoit (eau embouteillée)	😐
Baguette	😐
Banane plantain	☺
Banane sèche	😐
Banane	☺
Banania	😐
Bar (cuit)	😐
Barbue (cuit)	☺
Barre céréales	☺
Barre chocolatée	😐

☺ : autorisé   😐 : à limiter   ☹ **: à supprimer**

Barre Muesli	☺
Basilic *Bien laver si non immunisée toxo*	☺
Bâtonnet poisson pané	☺
Baudroie ou lotte	😐
Bavette (bœuf) *Bien cuire si non immunisée toxo*	☺
Beaufort au lait cru	☹
Beignes	😐
Beignets de légumes	😐
Beignets de crevettes	😐
Beignets de poulet *Bien cuire*	😐
Bette *Bien laver si non immunisée toxo*	☺
Betterave *Bien laver si non immunisée toxo*	☺
Beurre allégé	☹
Beurre d'arachide *si allergie :*	😐 ☹
Beurre salé	😐
Beurre	😐
Biche	☹
Bière	☹
Bière sans alcool	☹
Bifteck de bœuf *Bien cuire si non immunisée toxo*	☺
Bifteck de cheval *Bien cuire si non immunisée toxo*	☺
Bigorneau	☺
Biscotte	☺
Biscuits apéritifs	😐
Biscuits au chocolat	😐
Biscuits salés	😐

☺ : autorisé 😐 : à limiter ☹ **: à supprimer**

Biscuits sucrés	😐
Bison	☹
Bisque de homard	☺
Blanquette de veau	☺
Blé	☺
Bleu	☹
Bleuets *Bien laver si non immunisée toxo*	☺
Blinis	☺
Bœuf *Bien cuire si non immunisée toxo*	☺
Bœuf (cervelle)	☹
Bœuf (cœur)	☹
Bœuf (foie)	☹
Bœuf (langue)	☹
Bœuf (rognon)	☹
Bœuf (tripes)	☹
Boisson au soja	😐
Boisson gazeuse	😐
Boisson gazeuse allégée	☹
Boisson gazeuse au cola	😐
Boisson gazeuse au cola aux édulcorants	☹
Boisson gazeuse aux fruits	😐
Bonbon	😐
Boudin antillais	☹
Boudin blanc	☺
Boudin noir	☹
Boudoir	😐
Bouillon de légumes	☺
Bouillon de volaille	☺
Boulgour	☺
Bounty (confiserie)	😐

☺ : autorisé 😐 : à limiter ☹ : **à supprimer**

Bouquet (crevette) cuit	☺
Boursault au lait cru	☹
Boursin	😐
Brandade de morue	😐
Bretzel	😐
Brick	☺
Brie pasteurisé	☺
Brie au lait cru	☹
Brioche fourrée au saucisson cuit	☹
Brioche	☺
Brochet (cuit)	😐
Brocoli *Bien laver si non immunisée toxo*	☺
Brownies	😐
Brugnon (nectarine) *Bien laver si non immunisée toxo*	☺
Buccin	☺

C

Cabillaud (cuit)	☺
Cacao	😐
Café liégeois	😐
Café noir (liquide)	😐
Café poudre soluble	😐
Caille	☺
Cake (industriel)	😐
Calmar (cuit)	☺

☺ : autorisé 😐 : à limiter ☹ **: à supprimer**

Calisson d'Aix	😐
Calvados	☹
Camembert au lait cru	☹
Camembert pasteurisé	☺
Camomille	☺
Canada Dry	😐
Canard *Bien cuire*	☺
Canard sauvage	☹
Cancoillotte (fromage)	😐
Canderel	☹
Canneberges (fraîches) *Bien laver si non immunisée toxo*	☺
Canneberges (jus)	☺
Canneberges (séchées)	☺
Canneberges (séchées, sucrées)	😐
Cannelle	☺
Cannelloni à la viande	☺
Cantal pasteurisé	☺
Cantal au lait cru	☹
Câpres	☺
Caprice des Dieux	☺
Carambole	☺
Caramel	😐
Carde ou cardon *Bien laver si non immunisée toxo*	☺
Cari ou curry	☺
Carotte *Bien laver si non immunisée toxo*	☺
Carotte (jus)	☺
Carotte (conserve)	☺

☺ : autorisé 😐 : à limiter ☹ **: à supprimer**

Carottes râpées toutes prêtes	😐
Carpaccio de bœuf	☹
Carpe (cuite)	🙂
Carré de l'Est (fromage)	🙂
Carré de porc *Bien cuire si non immunisée toxo*	🙂
Carré de veau *Bien cuire si non immunisée toxo*	🙂
Cassis (jus)	😐
Cassis *Bien laver si non immunisée toxo*	🙂
Cassoulet	🙂
Caviar	☹
Caviar d'aubergines	🙂
Caviar de tomates	🙂
Céleri rémoulade	😐
Céleri *Bien laver si non immunisée toxo*	🙂
Céleri-rave *Bien laver si non immunisée toxo*	🙂
Cèpes *Bien laver si non immunisée toxo*	🙂
Céréales au son	🙂
Céréales chocolatées	😐
Céréales sucrées	😐
Cerf	☹
Cerfeuil *Bien laver si non immunisée toxo*	🙂
Cerises *Bien laver si non immunisée toxo*	🙂
Cervelas	☹

🙂 : autorisé 😐 : à limiter ☹ **: à supprimer**

Cervelle	☹
Ceviche de saumon	☹
Chabichou au lait cru	☹
Chair à saucisse	☺
Champagne	☹
Champignons *Bien laver si non immunisée toxo*	☺
Champignons à la grecque	☺
Champignons de Paris (conserve)	☺
Chanterelles *Bien laver si non immunisée toxo*	☺
Chaource pasteurisé	☺
Chaource au lait cru	☹
Chapelure	☺
Charcuterie	☹
Chartreuse	☹
Châtaignes	☺
Chausson aux pommes	😐
Chavignol au lait cru	☹
Cheddar au lait cru	☹
Cheddar pasteurisé	☺
Cheeseburger *Bien cuire si non immunisée toxo*	☺
Cheval (steak) *Bien cuire si non immunisée toxo*	☺
Cheval cru	☹
Chevreau	☹
Chevreuil rôti	☹
Chicorée (liquide)	☺
Chicorée frisée *Bien laver si non immunisée toxo*	☺
Chili con carne	☺

☺ : autorisé 😐 : à limiter ☹ **: à supprimer**

Chipolata	à supprimer
Chips	à limiter
Chips allégées	à limiter
Chips de maïs	autorisé
Chips Pringles	à limiter
Chocolat à croquer	à limiter
Chocolat au lait	à limiter
Chocolat blanc	à limiter
Chocolat chaud	à limiter
Chocolat en poudre	à limiter
Chorizo	à supprimer
Chou chinois *Bien laver si non immunisée toxo*	autorisé
Chou de Bruxelles *Bien laver si non immunisée toxo*	autorisé
Chou rouge *Bien laver si non immunisée toxo*	autorisé
Chou vert frisé *Bien laver si non immunisée toxo*	autorisé
Choucroute garnie	à supprimer
Choucroute (chou seul)	autorisé
Choucroute (chou seul, conserve)	autorisé
Chou-fleur *Bien laver si non immunisée toxo*	autorisé
Chouquette	à limiter
Chutney	à limiter
Ciboule (cive) *Bien laver si non immunisée toxo*	autorisé
Ciboulette *Bien laver si non immunisée toxo*	autorisé

Cidre brut	☹
Cidre doux	☹
Citron	☺
Citron (jus frais)	☺
Citrouille	☺
Civet de lapin	☺
Clafoutis	😐
Clémentines	☺
Clou de girofle en poudre	☺
Coca-Cola	☹
Coca Zéro	☹
Coco (lait)	😐
Coco (noix fraîche)	☺
Coco (noix sèche)	☺
Cœur	☹
Cœur de palmier	☺
Cœur d'artichaut	☺
Cognac	☹
Coing	☺
Coke diète	☹
Coke diète sans caféine	☹
Colin (cuit)	☺
Colza (huile)	😐
Compote sans sucre	☺
Compote sucrée	😐
Comté pasteurisé	☺
Comté au lait cru	☹
Concombre *Bien laver si non immunisée toxo*	☺
Confit d'oie	😐
Confit de canard	😐
Confit de foie de porc	☹

☺ : autorisé 😐 : à limiter ☹ **: à supprimer**

Confit de foie de volaille	☹
Confiture	😐
Congolais (gâteau)	😐
Coppa (charcuterie)	☹
Coquelet	☺
Coque crue	☹
Coquillages crus	☹
Coquille Saint-Jacques crue	☹
Cordon bleu	😐
Coriandre *Bien laver si non immunisée toxo*	☺
Cornflake (flocons de maïs)	☺
Corne de gazelle (gâteau au miel)	😐
Corned-beef	☹
Cornet de crème glacée	😐
Cornichons à la russe	☺
Cornichons au vinaigre	☺
Cornichons marinés	☺
Côte de bœuf *Bien cuire si non immunisée toxo*	☺
Côtelette d'agneau *Bien cuire si non immunisée toxo*	☺
Côte de mouton *Bien cuire si non immunisée toxo*	☺
Côte de porc *Bien cuire si non immunisée toxo*	☺
Côte de veau *Bien cuire si non immunisée toxo*	☺
Coulommiers pasteurisé	☺

Coulommiers au lait cru	☹
Courge *Bien laver si non immunisée toxo*	☺
Courgette *Bien laver si non immunisée toxo*	☺
Couteaux (molusque)	☹
Crabe (conserve)	☺
Crabe frais cuit	☺
Craquelins	😐
Crème anglaise (toute prête)	😐
Crème aux œufs	😐
Crème brûlée	😐
Crème caramel	😐
Crème d'asperges	☺
Crème de gruyère	😐
Crème de légumes	☺
Crème de marrons vanillée (conserve)	😐
Crème dessert (conserve)	😐
Crème fouettée (toute prête)	😐
Crème fraîche pasteurisée	☺
Crème fraîche au lait cru	☹
Crème glacée	☹
Crêpe	☺
Crêpe au jambon surgelée	☺
Cresson *Bien laver si non immunisée toxo*	☺
Cresson (soupe)	☺
Crevette cuite	☺
Croissant	😐
Croque-madame	😐
Croque-monsieur	😐

☺ : autorisé   😐 : à limiter   ☹ : **à supprimer**

Croquettes de poisson	😐
Croquettes de poulet	😐
Crosne	☺
Crottin de chavignol au lait cru	☹
Crumble	😐
Crustacés crus	☹
Cube pour bouillon	☺
Cumin	☺
Curcuma	☺
Curry en poudre	☺

D

Datte	😐
Daurade cuite	😐
Demi-sel (fromage)	☺
Dinde	☺
Dindonneau	☺
Dragée	😐

☺ : autorisé 😐 : à limiter ☹ **: à supprimer**

E

Eau Aquarel	☺
Eau Badoit	😐
Eau Dasani	☺
Eau Eska	☺
Eau Évian	☺
Eau Naya	☺
Eau Perrier	😐
Eau San Pellegrino	😐
Eau Vichy-Célestins	😐
Eau Vittel	☺
Eau Volvic	☺
Eau Volvic aromatisée	😐
Eau-de-vie	☹
Échalote	☺
Éclair	😐
Écrevisse cuite	☺
Édam au lait cru	☹
Édam pasteurisé	☺
Édulcorants	☹
Émissole (requin)	☹
Emmenthal au lait cru	☹
Empereur	😐
Emmenthal pasteurisé	☺
Endive *Bien laver si non immunisée toxo*	☺
Épeautre	☺
Épeautre (petit)	☺
Éperlan (cuit)	☺
Épinard (conserve)	☺
Épinard *Bien laver si non immunisée toxo*	☺

☺: autorisé 😐: à limiter **☹: à supprimer**

Escalope de veau *Bien cuire si non immunisée toxo*	☺
Escargot	😐
Espadon	☹
Esquimau glacé	😐
Estragon déshydraté	☺
Esturgeon (cuit)	☺

F

Faisan	☹
Faisselle pasteurisée	☺
Faisselle au lait cru	☹
Fajitas au bœuf *Bien cuire si non immunisée toxo*	☺
Fajitas au poulet *Bien cuire*	☺
Falafel	☺
Fanta	😐
Far breton	😐
Farine blanche	☺
Farine d’avoine	☺
Farine de blé complet	☺
Farine de maïs	☺
Farine de sarrasin	☺
Farine de seigle	☺
Farine de soja	😐
Farine d’orge	☺
Faux-filet (bœuf) *Bien cuire si non immunisée toxo*	☺

☺ : autorisé 😐 : à limiter ☹ **: à supprimer**

Fécule de maïs	☺
Fécule de pomme de terre	☺
Fenouil *Bien laver si non immunisée toxo*	☺
Ferrero Rocher	😐
Feta au lait cru	☹
Feta pasteurisé	☺
Feuille de vigne	☺
Feuilles de pissenlit *Bien laver si non immunisée toxo*	☺
Feuilleté	☺
Fèves (fraîches) *Bien laver les légumes si non immunisée toxo*	☺
Fèves sèches	☺
Fèves de soja germées	😐
Ficelle	😐
Figues de Barbarie *Bien laver si non immunisée toxo*	☺
Figues fraîches *Bien laver si non immunisée toxo*	☺
Figues sèches	😐
Filet de bacon (cuit)	☹
Filet de saumon (cuit)	☺
Filet de sole (cuit)	☺
Filet mignon *Bien cuire si non immunisée toxo*	☺
Financier	😐
Flageolets	☺
Flan pâtissier	😐
Flétan (cuit)	😐
Flocons d'avoine	☺
Foie	☹

☺ : autorisé 😐 : à limiter ☹ **: à supprimer**

Foie de volaille	☹
Foie gras	☹
Fondue au fromage pasteurisé (toute prête)	☺
Fontainebleau au lait cru (fromage)	☹
Fraises *Bien laver si non immunisée toxo*	☺
Fraises (jus)	😐
Framboises *Bien laver si non immunisée toxo*	☺
Framboises (jus)	😐
Friand à la viande	😐
Frites	😐
Frites (maison)	😐
Fromage à la crème	☺
Fromage allégé	☺
Fromage blanc pasteurisé	☺
Fromage cottage	☺
Fromage «La vache qui rit»	😐
Fruits de la passion	☺
Fruits (compote)	☺
Fruits (jus 100%)	☺
Fruits (nectar)	😐
Fruits au sirop	😐
Fruits confits	😐
Fruits séchés	😐

G

Galantine	☹
Galette de blé noir	☺
Galette de pain sans levain	☺
Galette de riz complet	☺
Galette de sarrasin	☺
Galette des rois	😐
Galettes de régime	☹
Gambas cuites	☺
Gardon (cuit)	☺
Gaspacho *Bien laver les légumes si non immunisée toxo*	☺
Gâteau au chocolat	😐
Gâteau au fromage	😐
Gâteau au fromage blanc	😐
Gâteau de Savoie	😐
Gâteaux salés	😐
Gâteaux secs	😐
Gaufre (industrielle)	😐
Gaufre nature	😐
Gavotte	😐
Gélatine	☹
Gelato (glace à l'italienne)	☹
Gelée de fruits	😐
Gelée (aliments en gelée)	☹
Génisse (foie)	☹
Germe de blé	☺
Germe de soja *Bien laver si non immunisée toxo*	☺
Gésier confit	☹
Gingembre (racine fraîche) *Bien laver si non immunisée toxo*	☺
Gingembre moulu	☺

☺ : autorisé 😐 : à limiter ☹ **: à supprimer**

Girofle (clou de)	☺
Girolle *Bien laver si non immunisée toxo*	☺
Gnocchis	☺
Gombos	☺
Gomme à mâcher	😐
Gomme à mâcher sans sucre	☹
Gorgonzola au lait cru	☹
Gouda au lait cru	☹
Gouda pasteurisé	☺
Gougère (pâtisseries au fromage)	😐
Goujon (cuit)	☺
Goyave	☺
Graines de sésame	☺
Graines de tournesol	☺
Graisse d'oie	😐
Gratin d'aubergines	☺
Gratin dauphinois	😐
Gratin de chou-fleur	☺
Gratin de courgettes	☺
Grenade	☺
Grenadine	😐
Grenouille (cuisses)	☺
Gressin	☺
Grondin cuit	☺
Groseilles *Bien laver si non immunisée toxo*	☺
Gruyère pasteurisé	☺
Gruyère au lait cru	☹
Gruyère râpé	☹
Guacamole	☺
Guimauve	😐

☺ : autorisé 😐 : à limiter ☹ **: à supprimer**

H

Hachis parmentier *Bien cuire si non immunisée toxo*	☺
Haddock	☹
Halva	😐
Hamburger *Bien cuire si non immunisée toxo*	☺
Hareng fumé	☹
Hareng au vinaigre	☹
Hareng frais (cuit)	☺
Haricot beurre	☺
Haricot blanc	☺
Haricot de Lima	☺
Haricot flageolet	☺
Haricot mange-tout	☺
Haricot mungo	☺
Haricot rouge	☺
Haricot sec	☺
Haricot vert	☺
Harissa	😐
Homard cuit	☺
Hot-dog	☹
Houmous	😐
Huile d'arachide	😐
Huile de colza	😐
Huile de foie de morue	😐
Huile de lin	☹
Huile de maïs	😐
Huile de noix	😐
Huile de pépins de raisin	😐
Huile de poisson	😐

☺ : autorisé 😐 : à limiter ☹ **: à supprimer**

Huile de soja	😐
Huile de tournesol	😐
Huile d'olive vierge	😐
Huile mélangée (type Isio4)	😐
Huîtres	☹

I

Igname	☺

J

Jambon cru	☹
Jambon cuit	☺
Jambon de dinde	☺
Jambon fumé	☹
Jambonneau	☺
Jardinière de légumes	☺
Jarret de veau *Bien cuire si non immunisée toxo*	☺
Jaune d'œuf cru	☹
Jujube	☺
Jus de fruits frais	☺

K

Kaki	☺
Kéfir aux fruits	☺
Kéfir au lait	☹
Ketchup	😐
Ketchup aux tomates	😐
Kiwi	☺
Knackis	☹

L

Labneh	☺
Lait aux oméga-3	☺
Lait chocolaté	😐
Lait concentré non sucré	☺
Lait concentré sucré	😐
Lait cru	☹
Lait de coco	😐
Lait pasteurisé	☺
Lait UHT	☺
Lait en poudre	☺
Lait fermenté bifidus aux fruits	☺
Lait fermenté bifidus nature	☺
Lait pour future maman	☺
Laitue (crue) *Bien laver si non immunisée toxo*	☺
Laitue (cuite)	☺
Laitue romaine *Bien laver si non immunisée toxo*	☺

☺ : autorisé 😐 : à limiter ☹ **: à supprimer**

Lamproie (cuite)	☹
Langouste cuite	☺
Langoustine cuite	☺
Langue	☹
Lapin	☺
Lard (cru)	☹
Lard fumé	☹
Lardons	☹
Lasagne	☺
Laurier	☺
Leerdammer pasteurisé	☺
Légumes secs	☺
Légumes verts *Bien laver si non immunisée toxo*	☺
Lentilles	☺
Lentilles (soupe)	☺
Levure alimentaire	☺
Levure de bière	☺
Levure de boulanger	☺
Levure maltée	☺
Lieu (cuit)	☺
Lièvre	☹
Limande (cuite)	☺
Limonade	😐
Litchi (conserve)	😐
Litchi frais	☺
Longe de bœuf *Bien cuire si non immunisée toxo*	☺
Longe de porc *Bien cuire si non immunisée toxo*	☺
Lotte	😐
Loukoum	😐

☺ : autorisé 😐 : à limiter ☹ **: à supprimer**

M

Macaron	😐
Macédoine de fruits	😐
Macédoine de légumes	🙂
Mâche *Bien laver si non immunisée toxo*	🙂
Macreuse (épaule de boeuf) *Bien cuire si non immunisée toxo*	🙂
Madeleine	😐
Magret de canard *Bien cuire*	🙂
Maïs (conserve)	🙂
Maïs (épi)	🙂
Maïs soufflé (nature)	🙂
Maïs soufflé (salé)	😐
Maïs soufflé (sucré)	😐
Maïzena (fécule de maïs)	🙂
Mandarine	🙂
Mange-tout (haricot vert)	🙂
Mangue	🙂
Mangue (nectar pasteurisé)	😐
Manioc (racine)	🙂
Maquereau (conserve)	🙂
Maquereau (cuit)	🙂
Maquereau : filet au vin blanc (conserve)	☹
Maquereau : filet sauce tomate (conserve)	🙂
Maquereau frais cuit	🙂
Marcassin	☹
Margarine	🙂
Margarine allégée	☹
Marmelade d'orange	😐

🙂 : autorisé   😐 : à limiter   ☹ **: à supprimer**

Marlin	☹
Maroilles au lait cru	☹
Marron (crème)	😐
Marron glacé	😐
Marron grillé	☺
Marron	☺
Martini	☹
Massepain	😐
Mayonnaise	☹
McCroquettes	😐
Melon	☺
Melon d'eau	☺
Menthe (sirop à l'eau)	😐
Menthe fraîche	☺
Merguez *Bien cuire si non immunisée toxo*	😐
Meringue	☺
Merlan cuit	☺
Merlu cuit	☺
Mérou	☹
Miel	😐
Mille-feuilles	😐
Millet	☺
Mimolette pasteurisée	☺
Mimolette au lait cru	☹
Minestrone	☺
Mirabelle fraîche *Bien laver si non immunisée toxo*	☺
Moelle	☹
Mollusques crus	☹
Morbier pasteurisé	☺
Morbier au lait cru	☹

☺ : autorisé 😐 : à limiter ☹ **: à supprimer**

Morilles	☺
Mortadelle	☹
Morue fraîche	☺
Morue noire cuite	☺
Morue salée	☹
Moules crues	☹
Moussaka	☺
Mousse au chocolat	☹
Mousse de canard	☹
Mousse de foie	☹
Mousse de poisson	☹
Mousseline	☺
Mousserons	☺
Mousseux	☹
Moutarde	☺
Mouton (gigot, épaule, collier…) *Bien cuire si non immunisée toxo*	😐
Mouton (cervelle)	☹
Mouton (cœur)	☹
Mouton (foie)	☹
Mouton (langue)	☹
Mouton (rognon)	☹
Mouton (méchoui) *Bien cuire si non immunisée toxo*	😐
Mozzarella pasteurisée	☺
Mozzarella au lait cru	☹
Muesli	☺
Muffin	😐
Munster pasteurisé	☺
Munster au lait cru	☹

Mûres fraîches *Bien laver si non immunisée toxo*	🙂
Murène cuite	🙂
Muscade (poudre)	🙂
Muscat (vin)	☹
Museau de porc	☹

N

Navet *Bien laver si non immunisée toxo*	🙂
Nectarine *Bien laver si non immunisée toxo*	🙂
Nectar de fruits	😐
Nèfles	🙂
Nem	😐
Nescafé	😐
Nescoré	😐
Nesquik	😐
Noisettes	🙂
Noix	🙂
Noix de bœuf *Bien cuire si non immunisée toxo*	🙂
Noix de cajou	😐
Noix de coco (jus)	🙂
Noix de coco (lait)	😐
Noix de coco fraîche	🙂

Noix de coco sèche	☺
Noix de macadamia	😐
Noix de muscade	☺
Noix de pécan	😐
Noix de porc *Bien cuire si non immunisée toxo*	☺
Noix de veau *Bien cuire si non immunisée toxo*	☺
Noix du Brésil	😐
Nougat	😐
Nuoc-mâm	😐
Nutella	😐

O

Oasis orange	😐
Œuf à la coque	☺
Œuf (cru)	☹
Œuf dur	☺
Œuf mayonnaise	☹
Œuf poché	☺
Œufs à la neige	☺
Œufs de lump	☹
Œufs de poisson	☹
Oie	😐
Oignon cru *Bien laver si non immunisée toxo*	☺
Oignon cuit	☺
Oignon (soupe)	☺
Olive (huile)	😐
Olive noire	☺

☺ : autorisé 😐 : à limiter ☹ **: à supprimer**

Olive verte	☺
Omelette	☺
Omelette norvégienne	☺
Orange	☺
Orange (jus à base de concentré pasteurisé)	😐
Orange (jus frais)	☺
Orange (jus frais non sucré)	☺
Orange (nectar pasteurisé)	😐
Orangina	😐
Orangina light	☹
Orge	☺
Origan *Bien laver si non immunisée toxo*	☺
Ormeau	☹
Oseille *Bien laver si non immunisée toxo*	☺
Oursin	☹

P

Paella	☺
Pain au chocolat	😐
Pain au lait	😐
Pain au levain	☺
Pain aux raisins	😐
Pain au son	☺
Pain azyme	☺
Pain bio	☺

☺ : autorisé 😐 : à limiter ☹ **: à supprimer**

Pain blanc	😐
Pain brioché	😐
Pain complet	☺
Pain de campagne	😐
Pain de mie	😐
Pain de seigle	☺
Pain d'épices	😐
Pain doré	😐
Pain grillé	☺
Pain nan	☺
Pain pour hamburger	😐
Pain viennois	😐
Palmiers	😐
Palmier (cœur)	☺
Palombe	☺
Palourdes	☹
Pamplemousse	☺
Pamplemousse (jus à base de concentré)	😐
Pamplemousse (jus)	😐
Pamplemousse (jus frais)	☺
Panais	☺
Papaye	☺
Paprika	☺
Paris-brest	😐
Parmesan au lait cru	☹
Pastis	☹
Patate douce	☺
Pâte à pizza	☺
Pâte à tartiner	😐
Pâte brisée	☺
Pâte d'amande	😐
Pâte d'arachide *Si allergie :*	😐 ☹
Pâté de campagne	☺

☺ : autorisé 😐 : à limiter ☹ **: à supprimer**

- **Pâté de foie** ☹
- Pâte de fruits 😐
- **Pâté de gibier** ☹
- Pâté de lapin 🙂
- **Pâté de tête** ☹
- Pâté en croûte 🙂
- Pâte feuilletée 🙂
- Pâté impérial 😐
- Pâtes 🙂
- Pâtes complètes 🙂
- Pâtes fraîches 🙂
- Pâtisson 🙂
- Paupiette de veau 🙂
  Bien cuire si non immunisée toxo
- Pavé d'Auge pasteurisé 🙂
- **Pavé d'Auge au lait cru** ☹

- Pêche 🙂
  Bien laver si non immunisée toxo
- Pêche (jus de) 😐
- Pêche au sirop (conserve) 😐
- Pêche melba 😐
- Pepsi 😐
- Perche cuite 🙂
- Perche du Nil d'élevage cuite 🙂
- Perrier 😐
- Persil frais 🙂
  Bien laver si non immunisée toxo
- Persil lyophilisé 🙂
- Pétale de maïs 🙂
- Petit Écolier 😐
- Petits pois (conserve) 🙂
- Petits pois frais 🙂

🙂 : autorisé 😐 : à limiter ☹ **: à supprimer**

Petit salé aux lentilles	☺
Petit-beurre	😐
Pétoncles	☹
Pied de veau	☺
Pigeon *Bien cuire*	☺
Pignons de pin	☺
Piment	☺
Pintade *Bien cuire*	☺
Pissenlit *Bien laver si non immunisée toxo*	☺
Pistaches	☺
Pistaches (rôties salées)	😐
Pithiviers (gâteau à la pâte d'amande)	😐
Pizza *Selon garniture (voir ingrédients)*	😐

Plie (cuite)	☺
Poire *Bien laver si non immunisée toxo*	☺
Poire (nectar pasteurisé)	😐
Poire (jus)	☺
Poireau *Bien laver si non immunisée toxo*	☺
Pois cassés	☺
Pois cassés (soupe)	☺
Pois chiches	☺
Pois gourmands	☺
Pois mange-tout	☺
Pois secs	☺
Poisson (œufs)	☹
Poissons crus	☹
Poissons surgelés	☺

Poissons frits en croquettes	😐
Poissons fumés	☹
Poisson pané (congelé)	😐
Poitrine de porc *Bien cuire si non immunisée toxo*	☺
Poitrine de porc fumée	☹
Poivre	☺
Poivron *Bien laver si non immunisée toxo*	☺
Polenta	☺
Pomélo	☺
Pomme *Bien laver si non immunisée toxo*	☺
Pomme – compote (conserve)	☺
Pomme (jus à base de concentré pasteurisé)	😐
Pomme (jus)	☺
Pomme de terre	☺
Pomme de terre en flocons	☺
Pomme noisette (précuite surgelée)	😐
Pomme de terre en gratin dauphinois	😐
Pomme de terre sautée	😐
Pont-l'Évêque pasteurisé	☺
Pont-l'Évêque au lait cru	☹
Popsicles et autres sucettes glacées	😐
Porc (côtes, échine, filet mignon, travers…) *Bien cuire si non immunisée toxo*	☺
Porc (cervelle)	☹
Porc (cœur)	☹
Porc (foie)	☹
Porc (langue)	☹

☺ : autorisé 😐 : à limiter ☹ **: à supprimer**

Porc (palette) *Bien cuire si non immunisée toxo*	☺
Porc (pied)	☺
Porc (rognons)	☹
Porto	☹
Port-salut	☺
Potage aux légumes	☺
Potage aux lentilles	☺
Potage aux pois secs	☺
Pot-au-feu (bouilli) *Bien cuire si non immunisée toxo*	☺
Potimarron	☺
Potiron	☺
Poule *Bien cuire*	☺
Poulet *Bien cuire*	☺
Poulpe cru	☹
Pourpier *Bien laver si non immunisée toxo*	☺
Pousses de bambou	☺
Praires crues	☹
Pralines	😐
Profiterole au chocolat	😐
Prune *Bien laver si non immunisée toxo*	☺
Pruneau	☺
Pruneau (jus)	☺
Pudding	😐
Punch	☹
Purée de pommes de terre maison	☺
Purée en flocons	☺

☺ : autorisé 😐 : à limiter ☹ : **à supprimer**

Q

Quasi de veau *Bien cuire si non immunisée toxo*	☺
Quatre-épices	☺
Quatre-quarts	😐
Quenelles	☺
Quetsches *Bien laver si non immunisée toxo*	☺
Quiche lorraine	☹
Quinoa	☺

R

Raclette (fromage pasteurisé)	☺
Radis noir *Bien laver si non immunisée toxo*	☺
Radis rose *Bien laver si non immunisée toxo*	☺
Ragoût de mouton *Bien cuire si non immunisée toxo*	☺
Raie	☹
Raifort	☺
Raisin (blanc noir) *Bien laver si non immunisée toxo*	☺
Raisin (jus)	😐
Raisins secs	☺
Raïta (concombre, menthe, yogourt grec)	☺

☺ : autorisé 😐 : à limiter ☹ **: à supprimer**

Rascasse cuite	☺
Ratatouille niçoise	☺
Ravioli (conserve)	☺
Ravioli chinois *Selon garniture (voir ingrédients)*	
Reblochon pasteurisé	☺
Reblochon au lait cru	☹
Réglisse *hypertension :*	😐 ☹
Reine-claude *Bien laver si non immunisée toxo*	☺
Religieuse	😐
Requin	☹
Rhubarbe	☺
Rhum	☹
Ricard	☹
Rillettes de porc	☹
Rillettes de saumon	☹
Rillettes de thon	☹
Rillettes d'oie	☹
Ris de veau	☹
Riz	☺
Riz au lait	☺
Riz basmati	☺
Riz cantonais	☺
Riz complet	☺
Rognons	☹
Rollmops	☹
Romaine *Bien laver si non immunisée toxo*	☺
Romarin déshydraté	☺
Romarin frais *Bien laver si non immunisée toxo*	☺

Roquefort au lait cru	☹
Roquette *Bien laver si non immunisée toxo*	☺
Rosbif *Bien cuire si non immunisée toxo*	☺
Rosette	☹
Rôti de porc *Bien cuire si non immunisée toxo*	☺
Rôti de veau *Bien cuire si non immunisée toxo*	☺
Rouget	☹
Rouleau de printemps ☹ *si non immunisée toxo (sauf si faits maison et crudités bien lavées)*	☺
Roussette	☹
Rouy pasteurisé	☺
Rouy au lait cru	☹
Rumsteack *Bien cuire si non immunisée toxo*	☺
Rutabaga	☺

S

Sablés	😐
Saccharine	☹
Safran	☺
Saindoux	😐
Saint-Florentin au lait cru	☹
Saint-Honoré	😐
Saint-Jacques crues	☹
Saint-Jacques cuites	☺

☺ : autorisé 😐 : à limiter ☹ **: à supprimer**

Saint-Marcellin au lait cru	☹
Saint-Môret	☺
Saint-Nectaire au lait cru	☹
Saint-Paulin au lait cru	☹
Saint-Pierre cuit	☺
Salade César	☹
Salade chinoise *Selon garniture (voir ingrédients)*	
Salade de pois chiches	☺
Salade de pommes de terre	☺
Salade frisée *Bien laver si non immunisée toxo*	☺
Salade grecque *Bien laver si non immunisée toxo*	☺
Salade verte *Bien laver si non immunisée toxo*	☺

Salami	☹
Salsifis	☺
Salsifis (conserve)	☺
Samossas *Selon garniture (voir ingrédients)*	
San Pellegrino	😐
Sardines	😐
Sardine à la tomate (conserve)	☺
Sardine à l'huile	☺
Sardine fraîche cuite	☺
Sarrasin (farine)	☺
Sarriette (poudre)	☺
Sashimis	☹
Sauce aigre-douce	☺
Sauce barbecue	☺
Sauce basquaise	☺

☺ : autorisé 😐 : à limiter ☹ **: à supprimer**

Sauce béarnaise	☺
Sauce béchamel	☺
Sauce de soja	😐
Sauce hollandaise	☹
Sauce tomate	☺
Sauce vinaigrette	☺
Saucisse cocktail	☹
Saucisse de Francfort	☹
Saucisse de Montbéliard	☹
Saucisse de Morteau	☹
Saucisse de Strasbourg	☹
Saucisse de Toulouse	☹
Saucisse fumée	☹
Saucisse sèche	☹
Saucisson à l'ail	☹
Saucisson sec	☹

Sauge	☺
Saumon (conserve)	☺
Saumon (cru)	☹
Saumon (cuit)	☺
Saumon fumé	☹
Saumonette	☹
Sauté de porc *Bien cuire si non immunisée toxo*	☺
Sauté de veau *Bien cuire si non immunisée toxo*	☺
Scampi cuits	☺
Scarole *Bien laver si non immunisée toxo*	☺
Schweppes	😐
Schweppes light	☹
Seiche cuite	☺

☺: autorisé   😐: à limiter   **☹: à supprimer**

Seigle (farine)	☺
Sel	😐
Semoule	☺
Sésame (graines)	☺
Seven-Up	😐
Shiitakes	☺
Sirop à l'eau	😐
Sirop d'érable	😐
Smoothie *Bien laver fruits et légumes si non immunisée toxo*	☺
Soja	😐
Soja (à boire)	😐
Soja (huile)	😐
Soja (sauce)	😐
Sole (cuite)	☺
Son d'avoine	☺
Son de blé	☺
Sorbet	😐
Soufflé au fromage	☺
Soupe à la tomate	☺
Soupe à l'oignon	☺
Soupe au cresson	☺
Soupe au pistou	☺
Soupe aux pois	☺
Soupe de légumes	☺
Soupe de lentilles	☺
Soupe de poisson (conserve)	☺
Spiritueux	☹
Sprats	☹
Sprite	😐
Steak de bœuf *Bien cuire si non immunisée toxo*	☺
Steak de cheval *Bien cuire si non immunisée toxo*	☺

☺ : autorisé 😐 : à limiter ☹ **: à supprimer**

Steak de thon nature congelé ☹

Steak haché ☺
Bien cuire si non immunisée toxo

Steak tartare ☹

Suçon 😐

Sucre blanc 😐

Sucre d'orge 😐

Sucre roux 😐

Surimi ☹

Sushi ☹

T

Tabasco 😐

Taboulé ☺
Bien laver les légumes si non immunisée toxo

Tandoori de poulet ☺
Bien cuire

Tapioca ☺

Tarama ☹

Tartare (fromage) ☺

Tartare de bœuf ☹

Tartare de poisson ☹

Tarte aux fruits ☺

Tarte aux légumes ☺

Tchoutchouka ☺

Tendron de bœuf ☺
Bien cuire si non immunisée toxo

Terrine de campagne ☺

Terrine de canard	☺
Terrine de langoustines	☺
Terrine de lapin	☺
Terrine de légumes	☺
Terrine de poissons	☺
Terrine de Saint-Jacques	☺
Terrine de saumon	☺
Terrine ou mousse de légumes	☺
Tête de veau	☹
Tête fromagée	☹
Thé glacé	😐
Thé	😐
Thon frais ou surgelé	😐
Thon à l'huile (conserve)	😐
Thon au naturel (conserve)	😐
Thym frais *Bien laver si non immunisée toxo*	☺
Thym	☺
Tiramisu	☹
Tofu	😐
Tomate *Bien laver si non immunisée toxo*	☺
Tomate (concentré)	☺
Tomate (conserve)	☺
Tomate (jus)	☺
Tomate (sauce)	☺
Tomate farcie *Bien cuire si non immunisée toxo*	☺
Tomates séchées	☺
Tomme pasteurisée	☺
Tomme au lait cru	☹

☺ : autorisé 😐 : à limiter ☹ : **à supprimer**

Topinambour	☺
Torsades	☺
Tortillas de maïs	☺
Tournedos (bœuf) *Bien cuire si non immunisée toxo*	☺
Tournesol (graines)	☺
Tournesol (huile)	😐
Tourteau	☺
Travers de porc *Bien cuire si non immunisée toxo*	☺
Tripes	☹
Truffes au chocolat	😐
Truffe fraîche ☹ *si non immunisée toxo*	☺
Truite cuite	☺
Truite saumonée cuite	☺
Turbot cuit	☺
Tzatziki au yogourt grec	☺

V

Vache qui rit	☺
Vacherin	☹
Valvert	☺
Vanille (extrait)	☺
Veau (côte, quasi, rôti, escalope…) *Bien cuire si non immunisée toxo*	☺

☺ : autorisé 😐 : à limiter ☹ **: à supprimer**

Veau (cervelle)	☹
Veau (cœur)	☹
Veau (foie)	☹
Veau (langue)	☹
Veau (ris)	☹
Veau (rognon)	☹
Veau (tête)	☹
Velouté de légumes	☺
Vermouth	☹
Viande des Grisons	☹
Vin blanc	☹
Vin cuit	☹
Vin rouge	☹
Vinaigre	☺
Vittel	☺
Vodka	☹
Volaille : foie	☹
Vol-au-vent	☹

W

Wasabi	😐
Weetabix	☺
Whisky	☹

☺ : autorisé 😐 : à limiter ☹ **: à supprimer**

Y

Yogourt au lait cru	à supprimer
Yogourt à boire	autorisé
Yogourt à boire à l'aspartam	à supprimer
Yogourt à boire aromatisé	à limiter
Yogourt grec	autorisé
Yogourt aromatisé	à limiter
Yogourt aux fruits	autorisé
Yogourt brassé	autorisé
Yogourt glacé	à supprimer

Table des matières

Mes notes perso